Bergen

Bergen
de Anja Dahle Øverbye
Titre original : *Bergen*
Édition originale : Jippi Forlag, Norvège

Traduction : Sophie Jouffreau
Relecture : Céline Derouet

Dépôt légal : janvier 2021
Imprimé sur les presses de Polygraf Print en Slovaquie
ISBN : 978-2-36990-288-1
Première édition

Éditions çà et là
6, rue Jean-Baptiste Vacher
77600 Bussy-Saint-Georges
www.caetla.fr

Cet ouvrage a été traduit et publié avec le soutien de la Région Île-de-France et de NORLA (Norwegian Literature Abroad)

Cofinancé par le
programme Europe créative
de l'Union européenne

NORLA
NORWEGIAN LITERATURE ABROAD

ANJA DAHLE ØVERBYE

Bergen

Traduit du norvégien par Sophie Jouffreau

çà et là

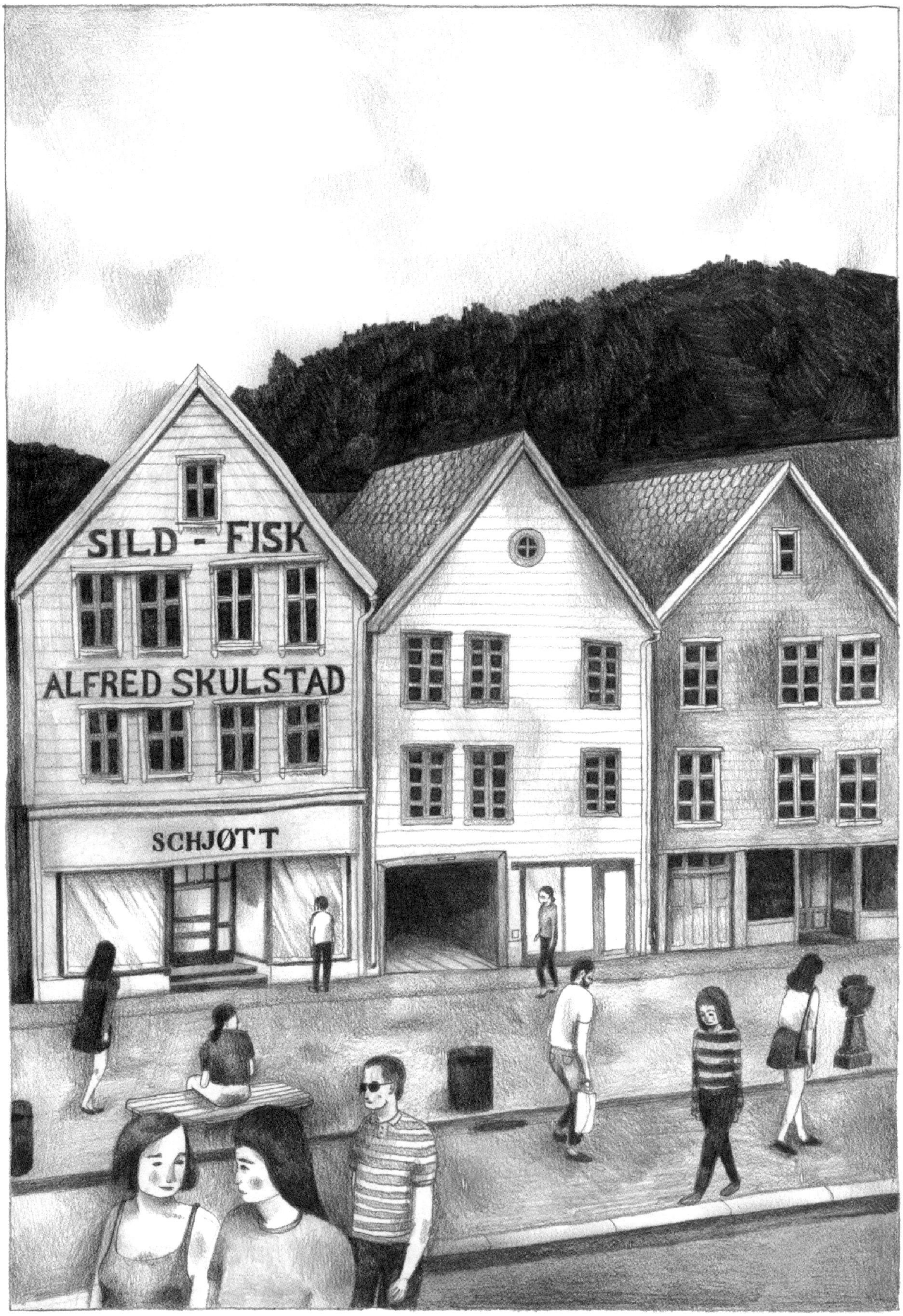
SILD - FISK
ALFRED SKULSTAD
SCHJØTT

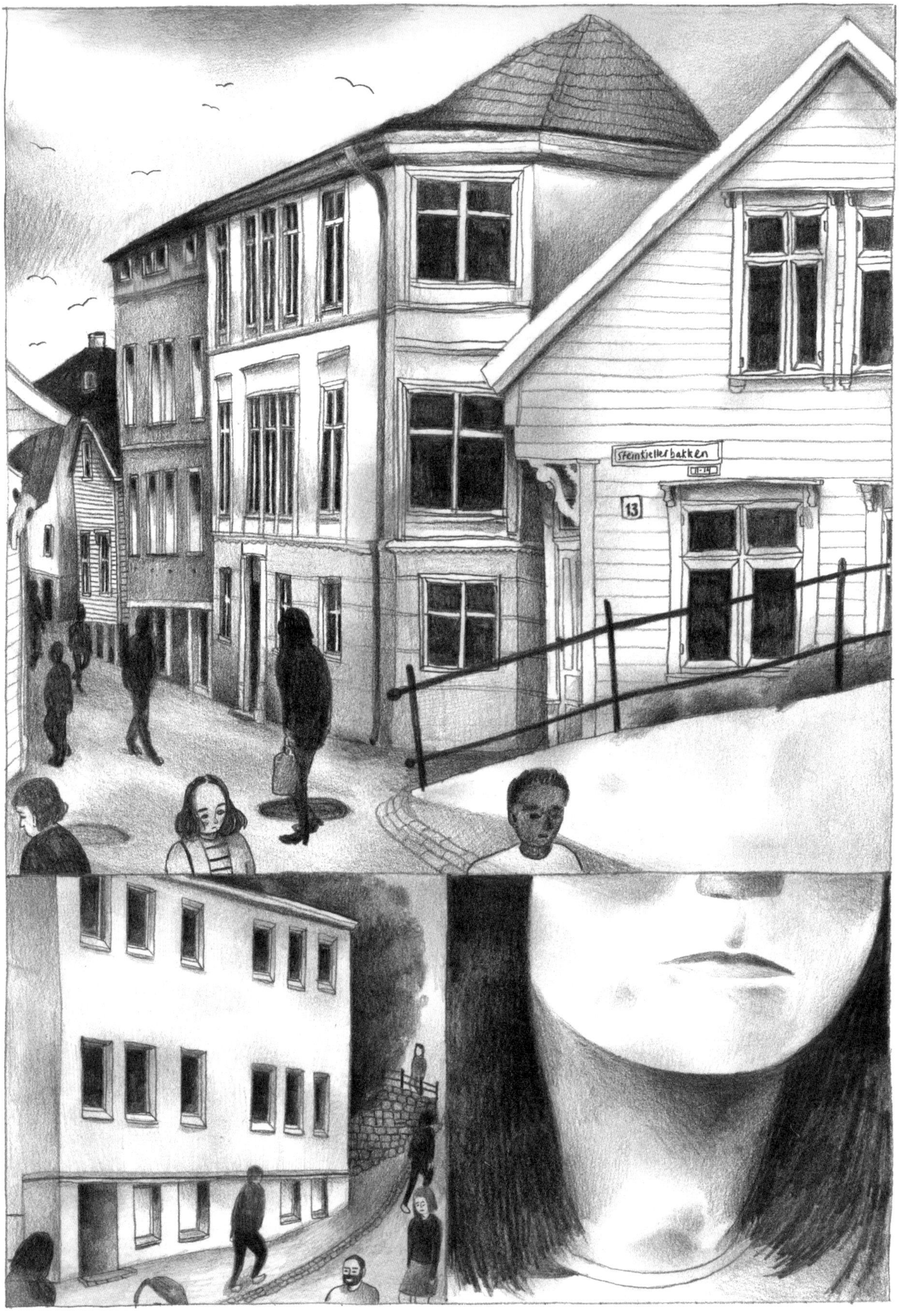
Steinkjellerbakken
11-14
13

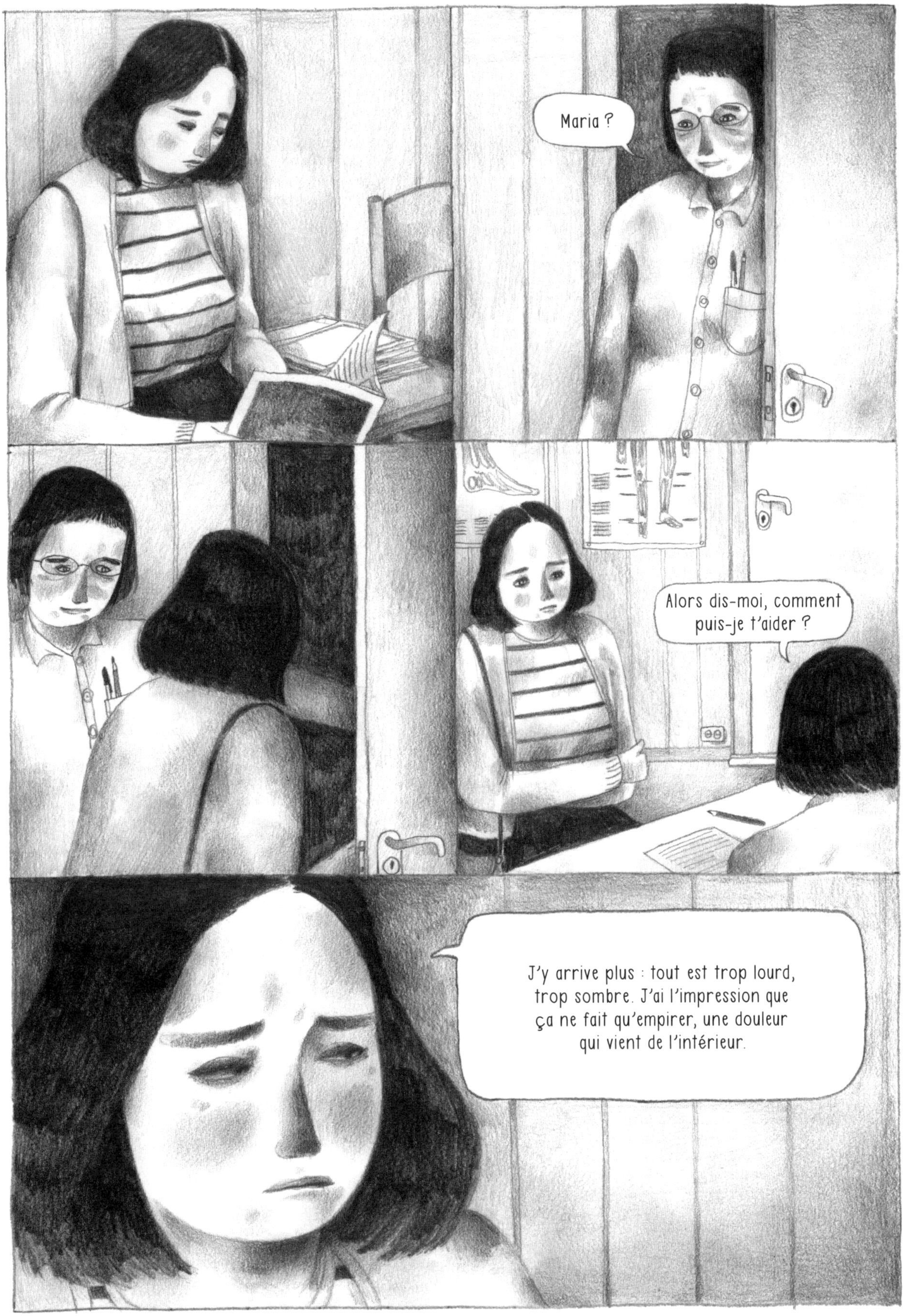
Maria ?
Alors dis-moi, comment puis-je t'aider ?
J'y arrive plus : tout est trop lourd, trop sombre. J'ai l'impression que ça ne fait qu'empirer, une douleur qui vient de l'intérieur.

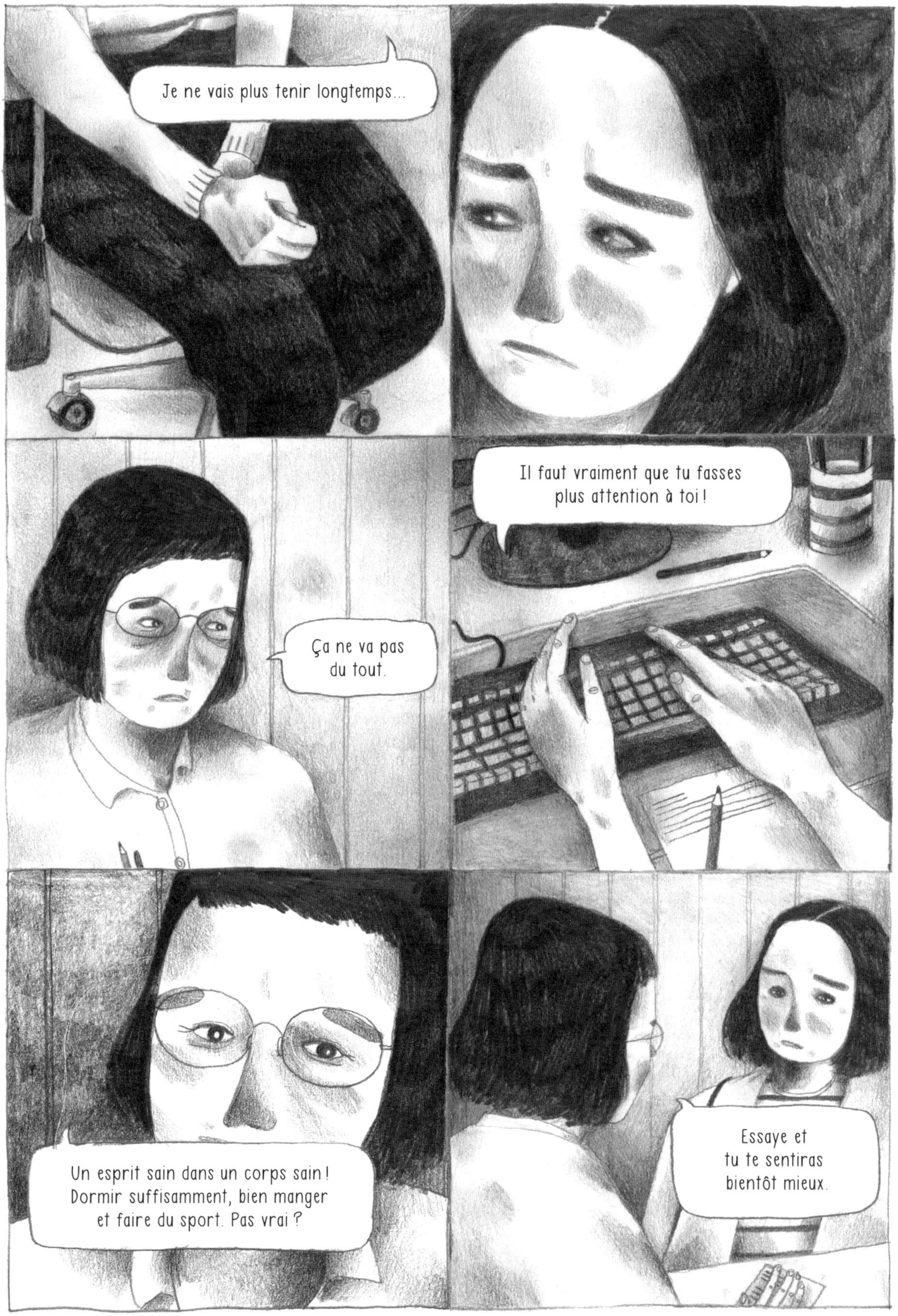
Je ne vais plus tenir longtemps...
Ça ne va pas du tout.
Il faut vraiment que tu fasses plus attention à toi !
Un esprit sain dans un corps sain ! Dormir suffisamment, bien manger et faire du sport. Pas vrai ?
Essaye et tu te sentiras bientôt mieux.

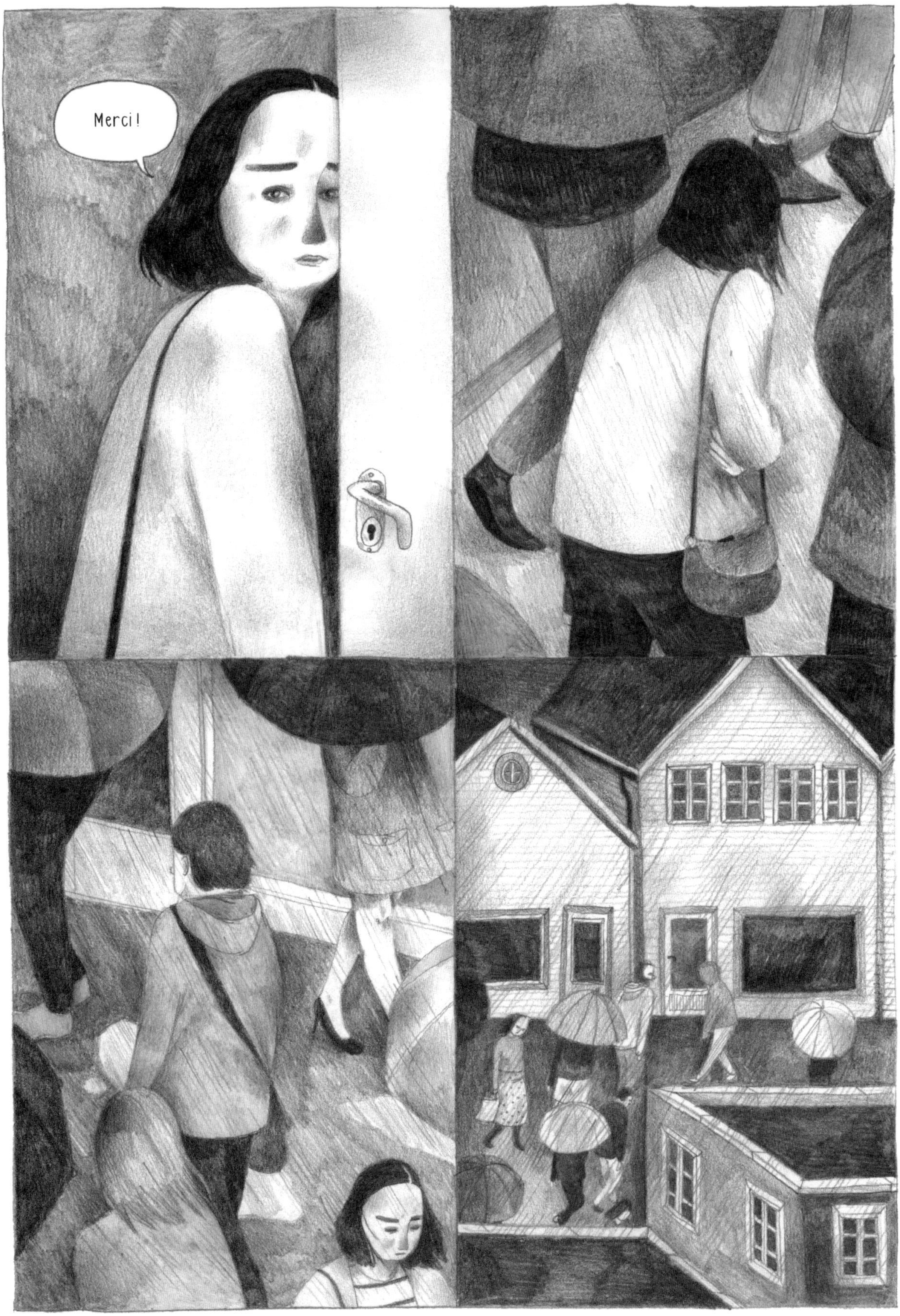
Merci!

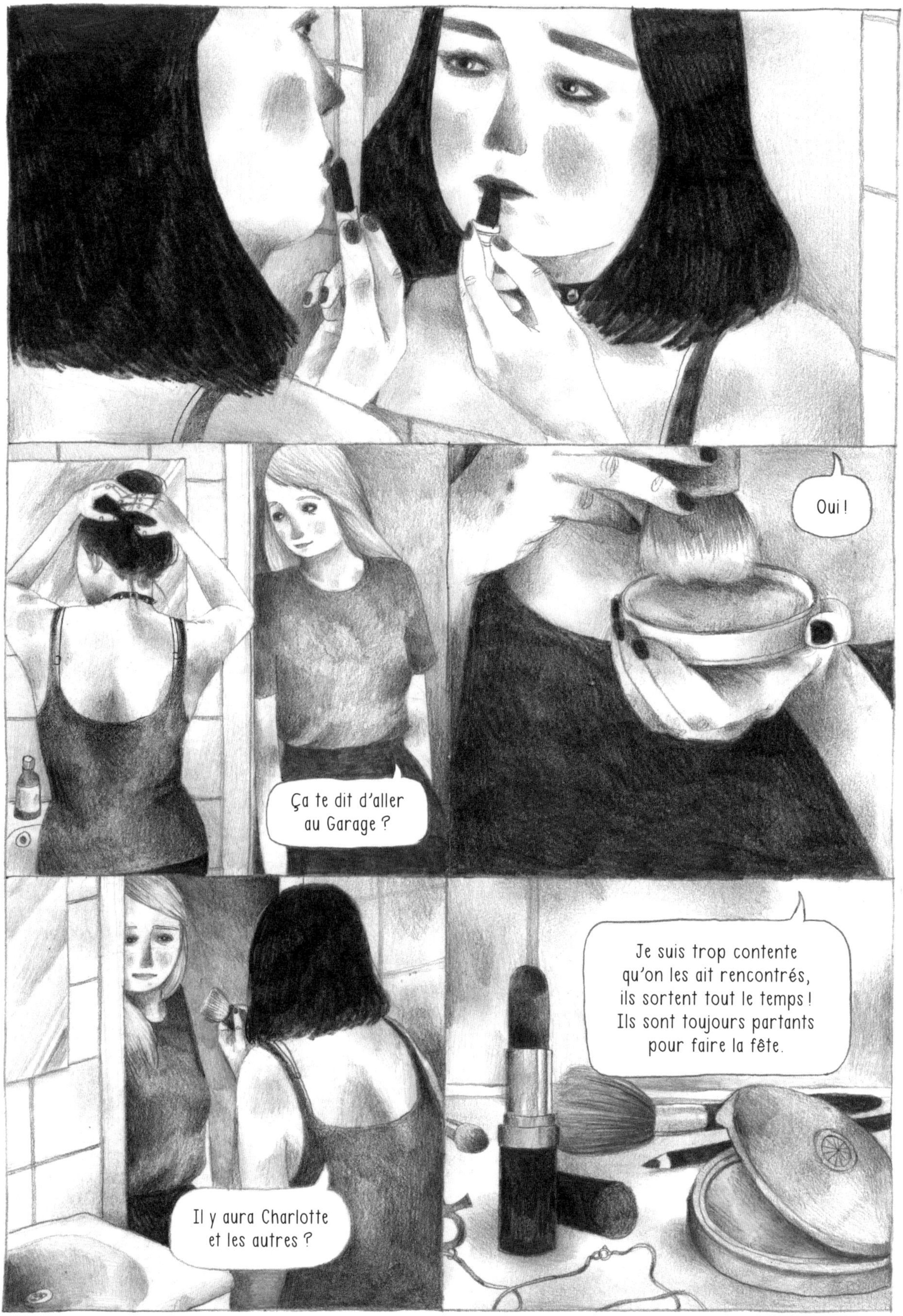
Ça te dit d'aller au Garage ?
Oui !
Il y aura Charlotte et les autres ?
Je suis trop contente qu'on les ait rencontrés, ils sortent tout le temps ! Ils sont toujours partants pour faire la fête.

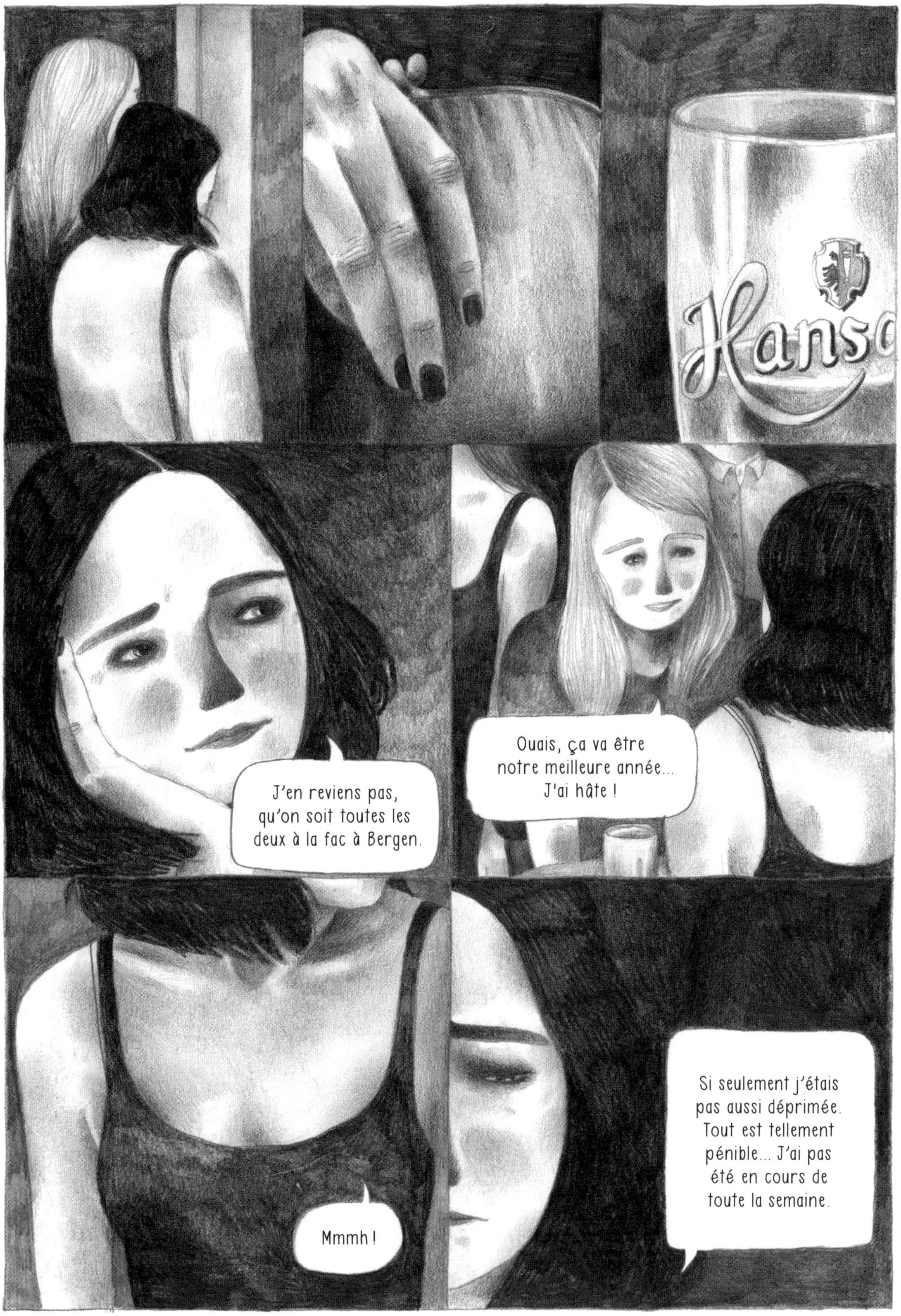
Hansa
J'en reviens pas, qu'on soit toutes les deux à la fac à Bergen.
Ouais, ça va être notre meilleure année... J'ai hâte !
Mmmh !
Si seulement j'étais pas aussi déprimée. Tout est tellement pénible... J'ai pas été en cours de toute la semaine.

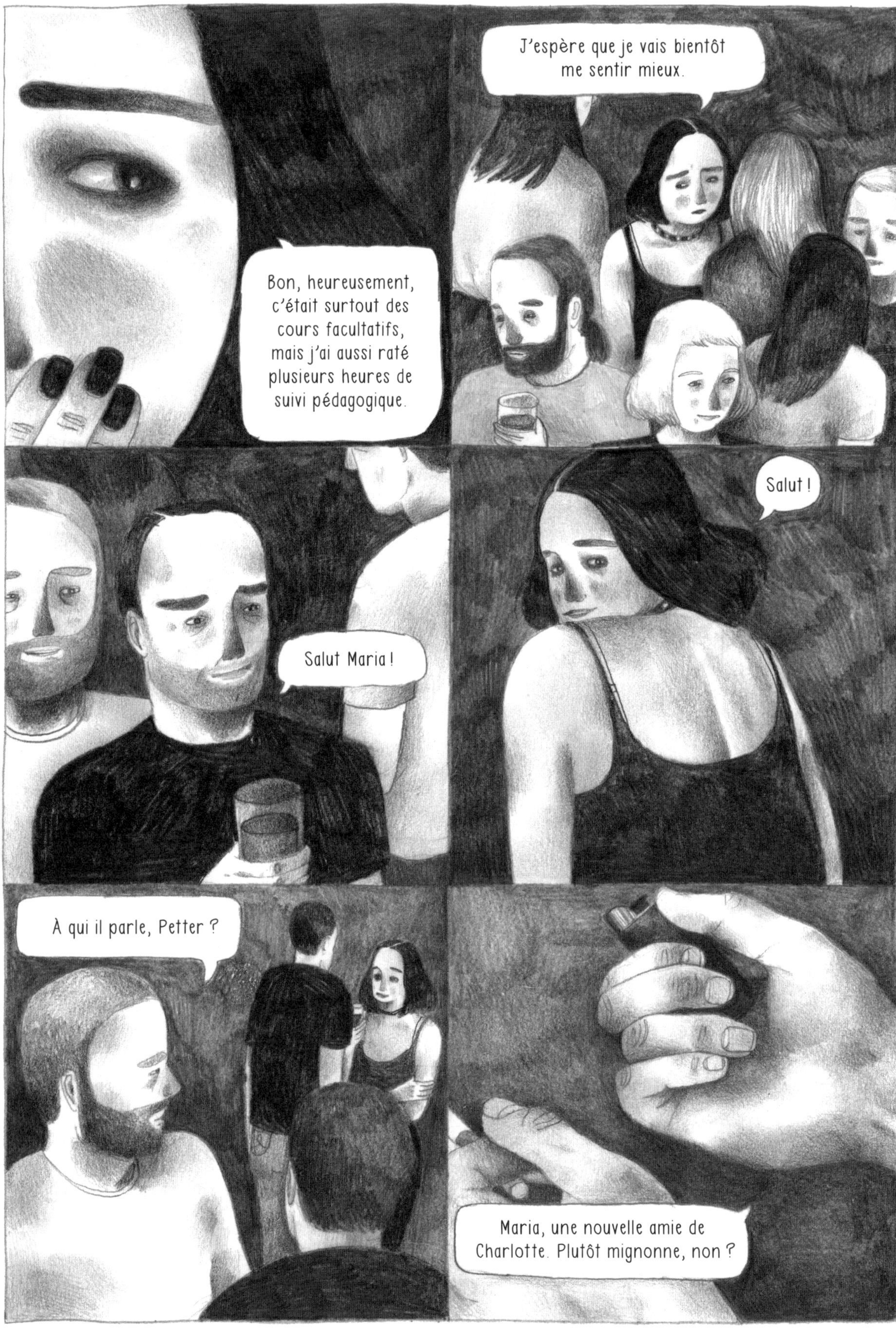
Bon, heureusement, c'était surtout des cours facultatifs, mais j'ai aussi raté plusieurs heures de suivi pédagogique.
J'espère que je vais bientôt me sentir mieux.
Salut Maria !
Salut !
À qui il parle, Petter ?
Maria, une nouvelle amie de Charlotte. Plutôt mignonne, non ?

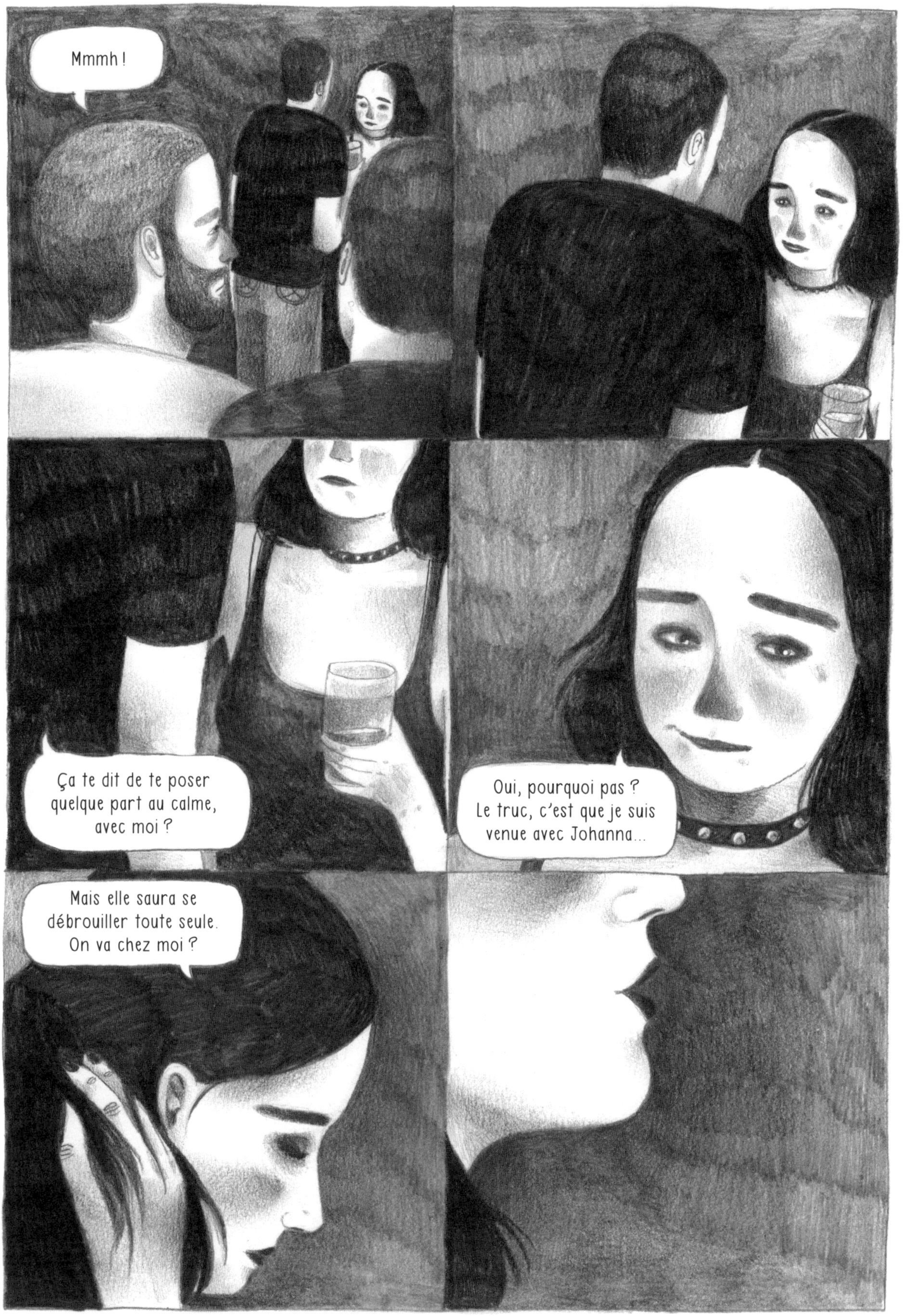
Mmmh !
Ça te dit de te poser quelque part au calme, avec moi ?
Oui, pourquoi pas ? Le truc, c'est que je suis venue avec Johanna…
Mais elle saura se débrouiller toute seule. On va chez moi ?

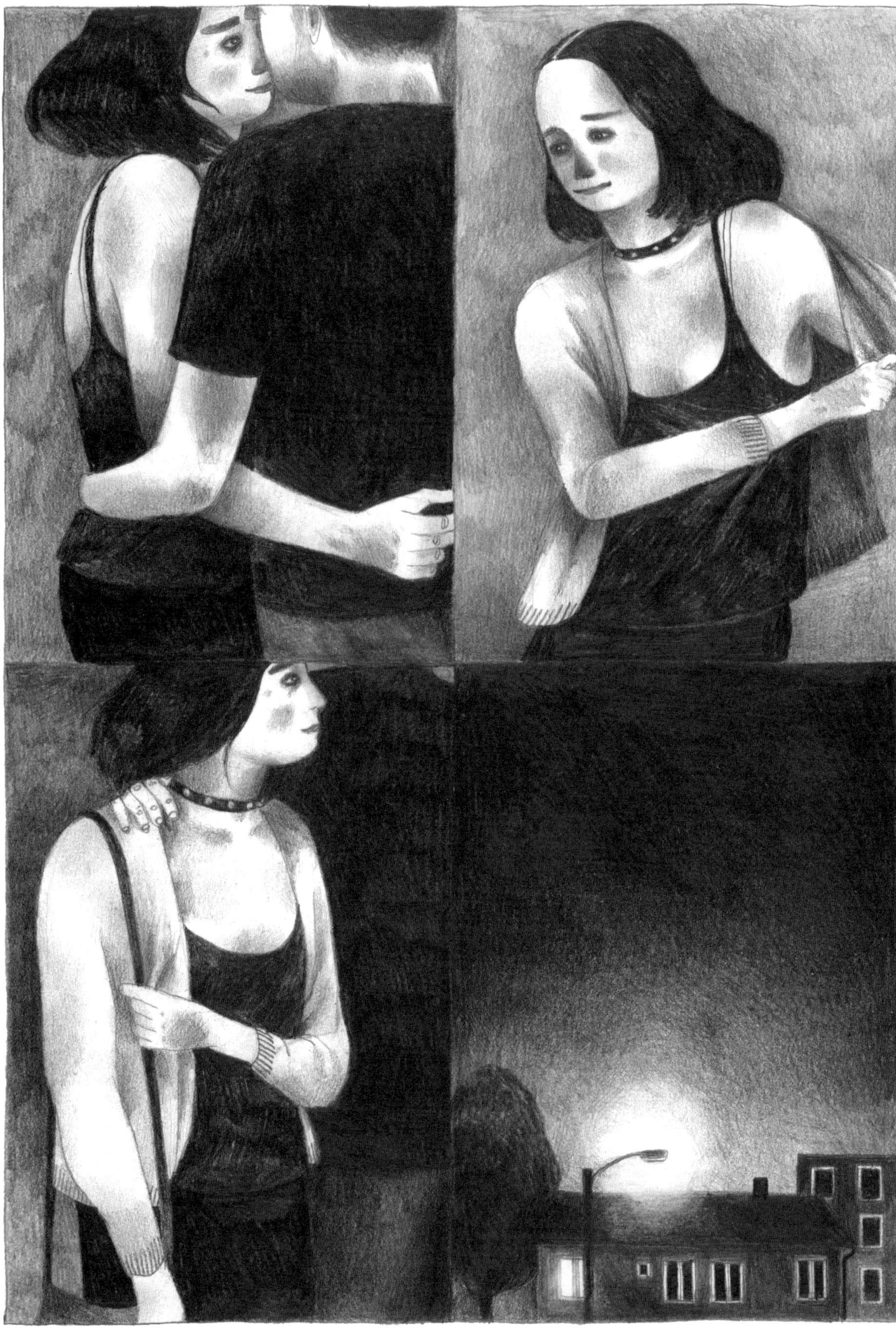

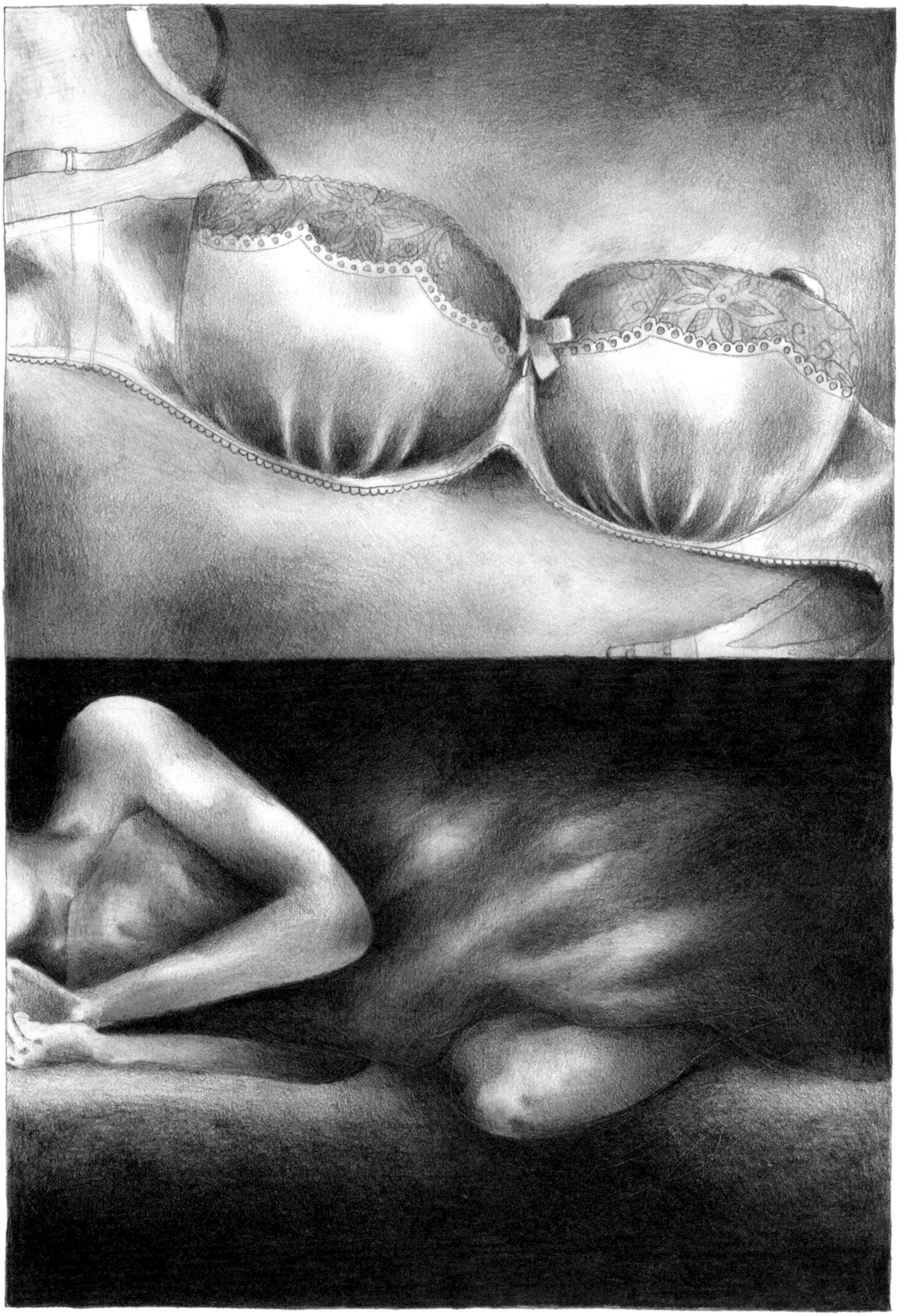

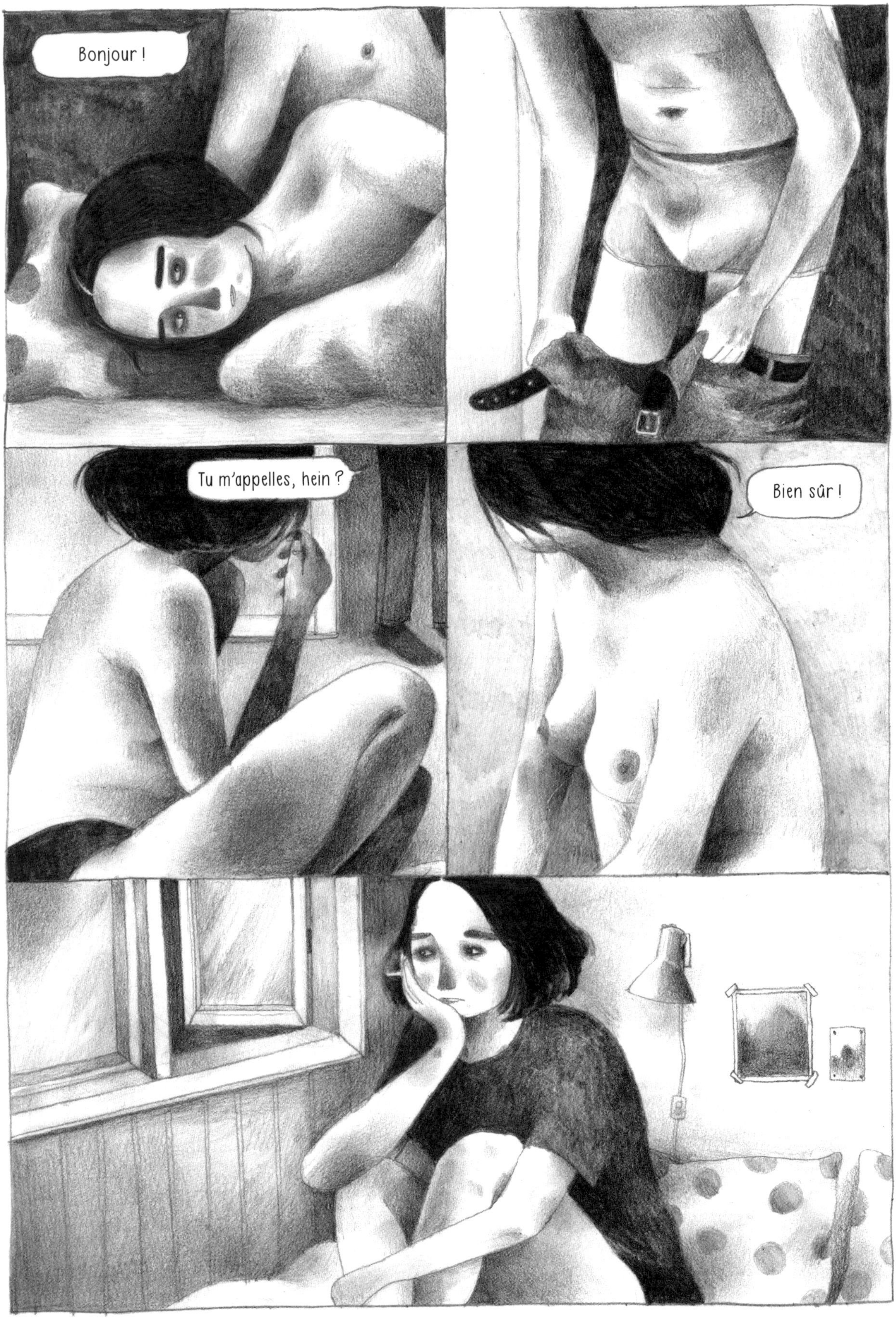
Bonjour !
Tu m'appelles, hein ?
Bien sûr !

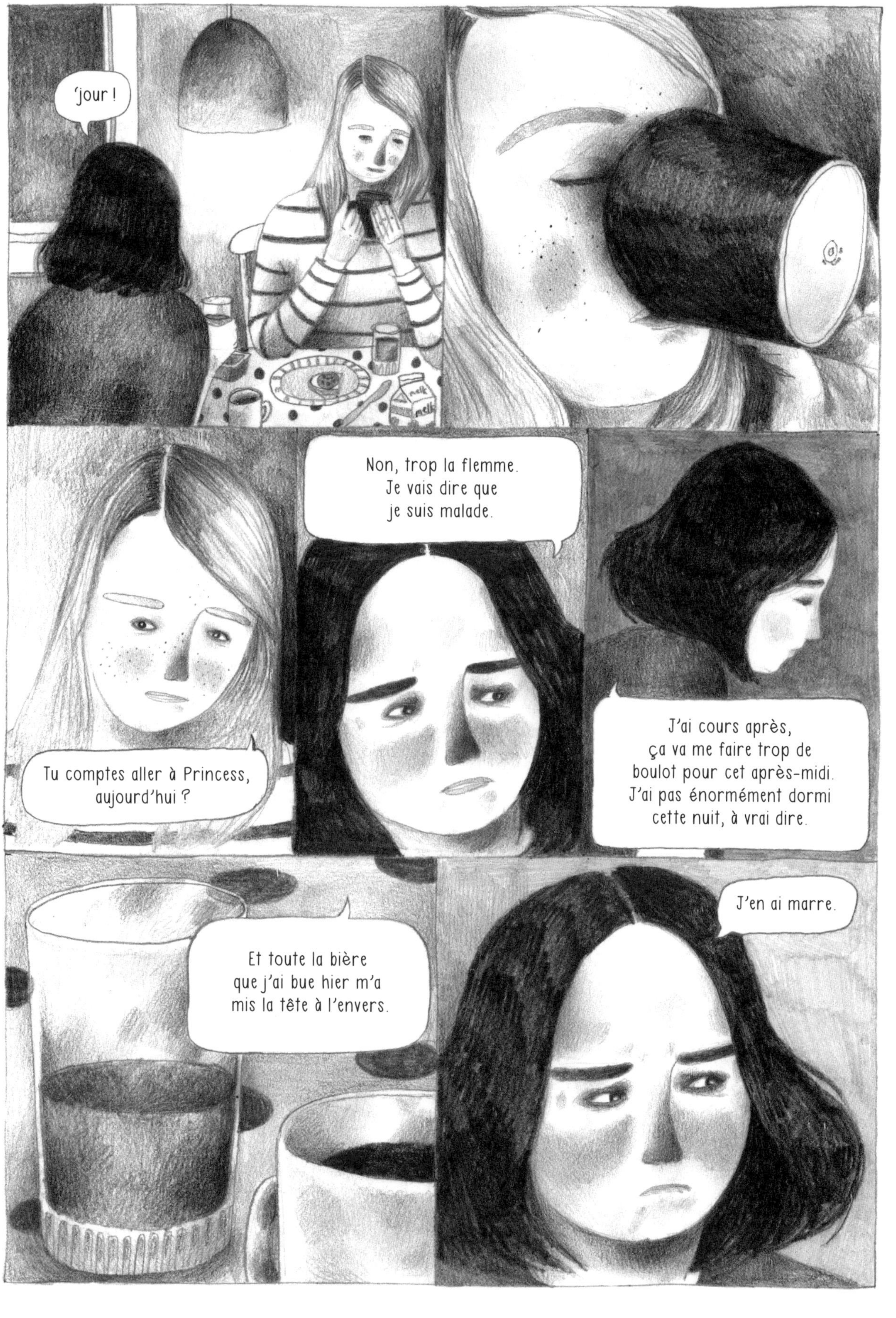
'jour !
Tu comptes aller à Princess, aujourd'hui ?
Non, trop la flemme. Je vais dire que je suis malade.
J'ai cours après, ça va me faire trop de boulot pour cet après-midi. J'ai pas énormément dormi cette nuit, à vrai dire.
Et toute la bière que j'ai bue hier m'a mis la tête à l'envers.
J'en ai marre.

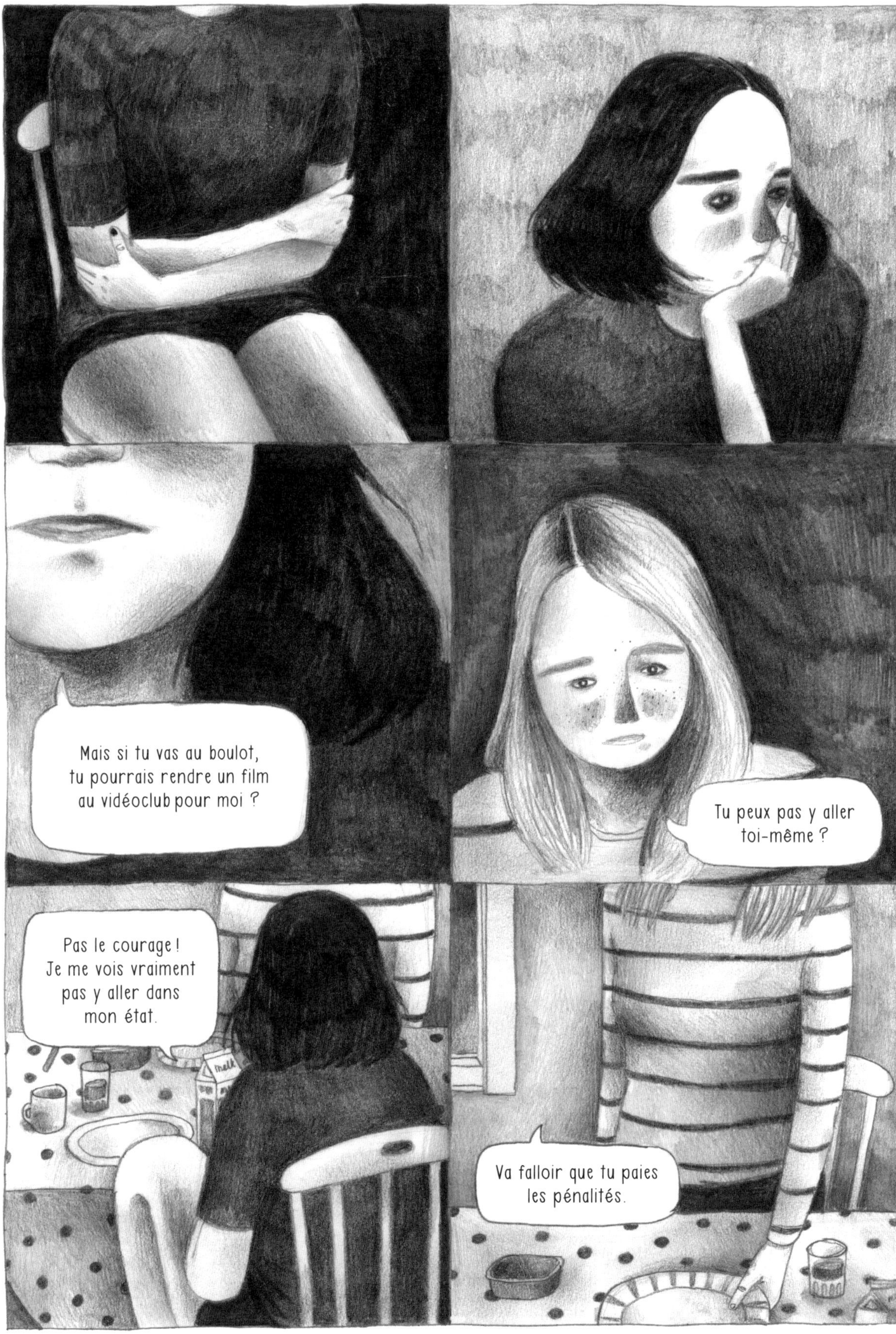
Mais si tu vas au boulot, tu pourrais rendre un film au vidéoclub pour moi ?
Tu peux pas y aller toi-même ?
Pas le courage ! Je me vois vraiment pas y aller dans mon état.
Va falloir que tu paies les pénalités.

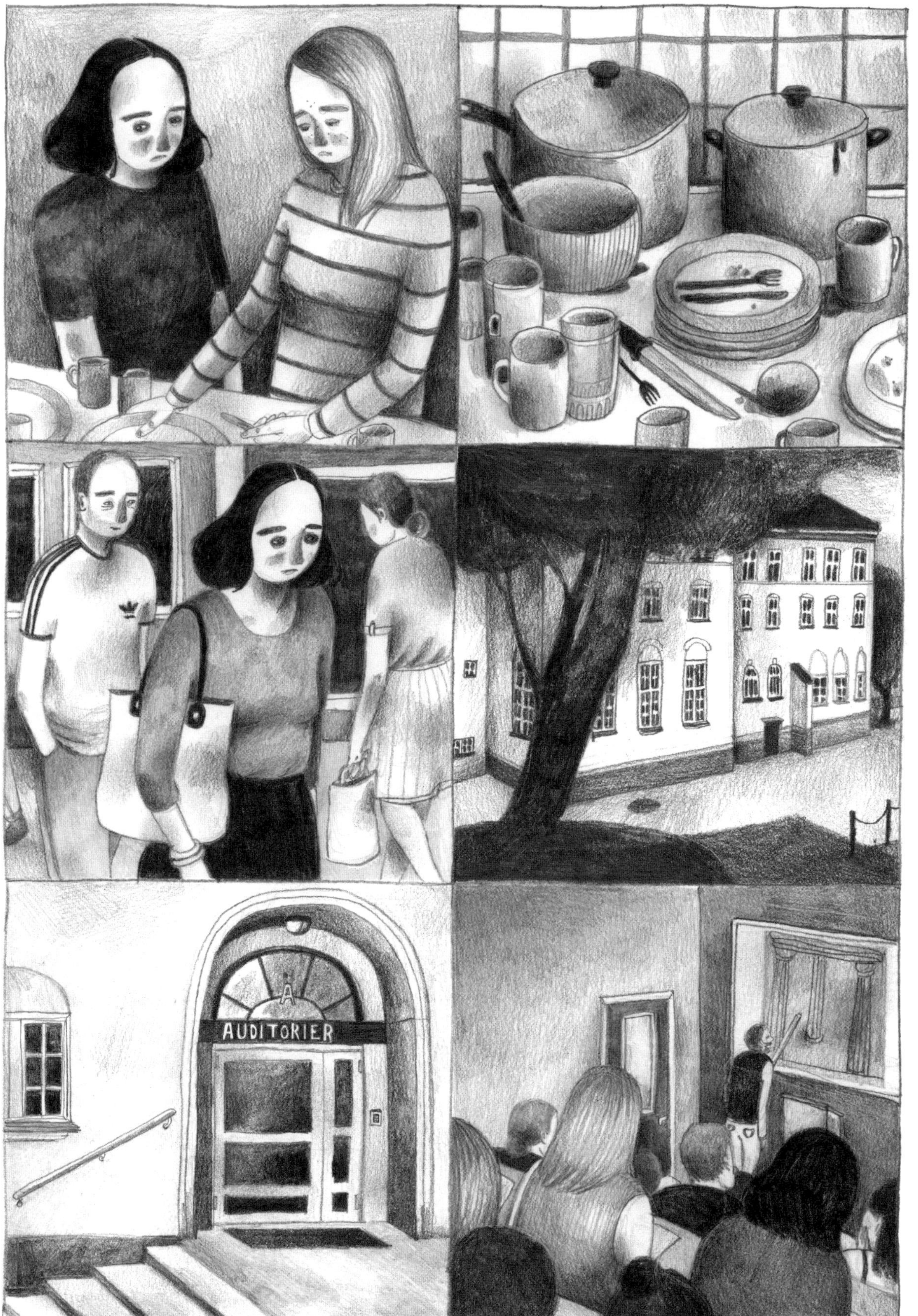

AUDITORIER

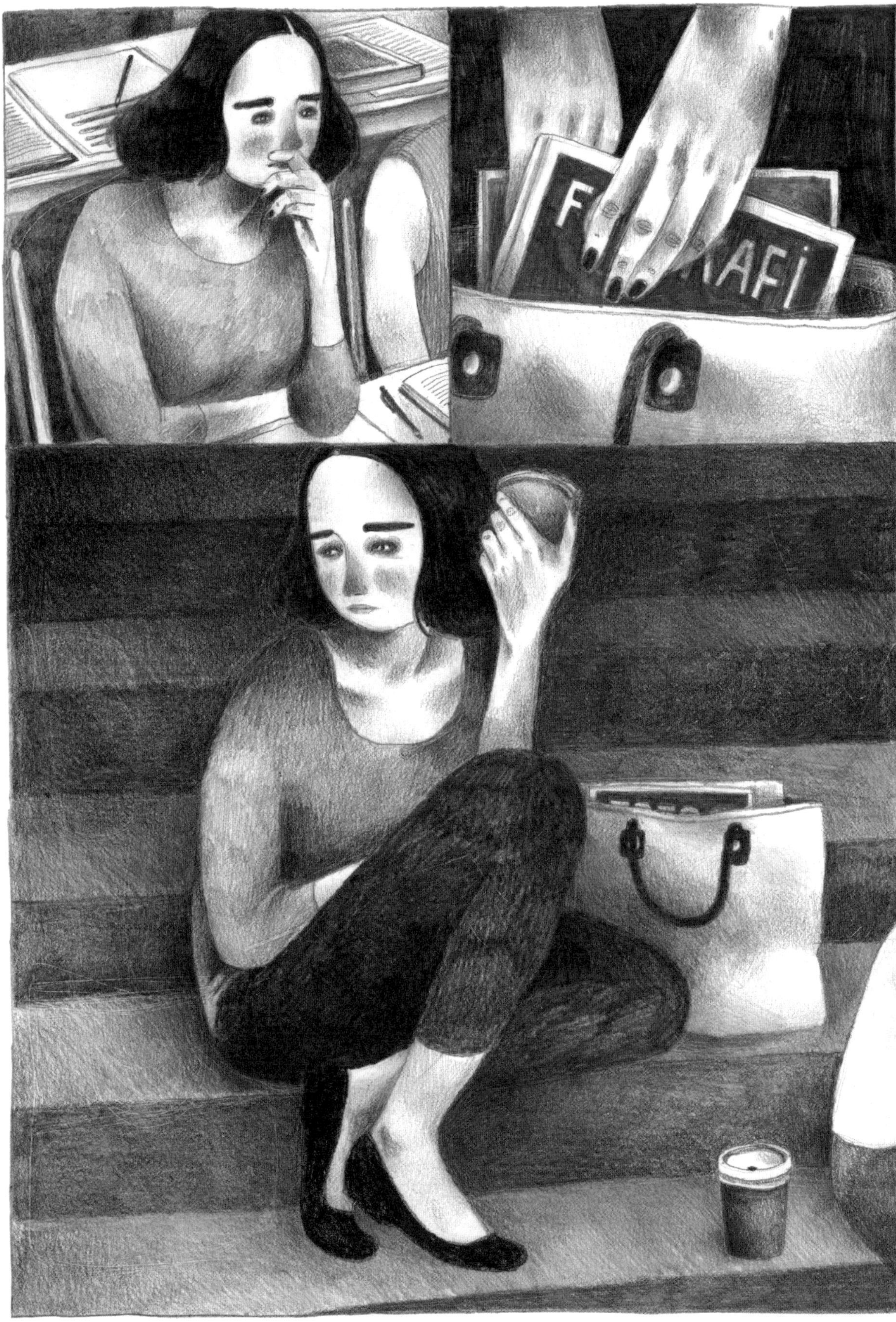

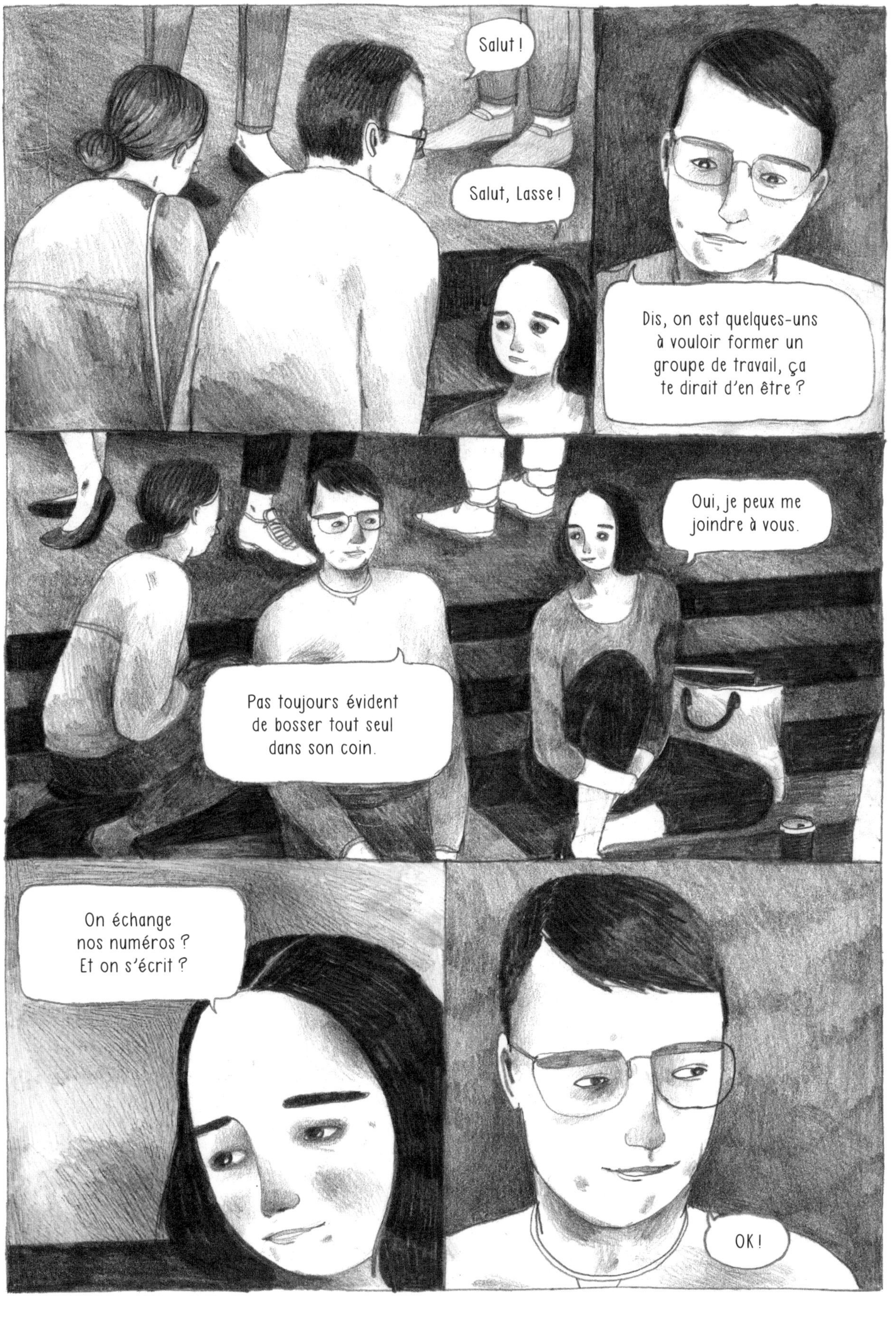
Salut !
Salut, Lasse !
Dis, on est quelques-uns à vouloir former un groupe de travail, ça te dirait d'en être ?
Oui, je peux me joindre à vous.
Pas toujours évident de bosser tout seul dans son coin.
On échange nos numéros ? Et on s'écrit ?
OK !

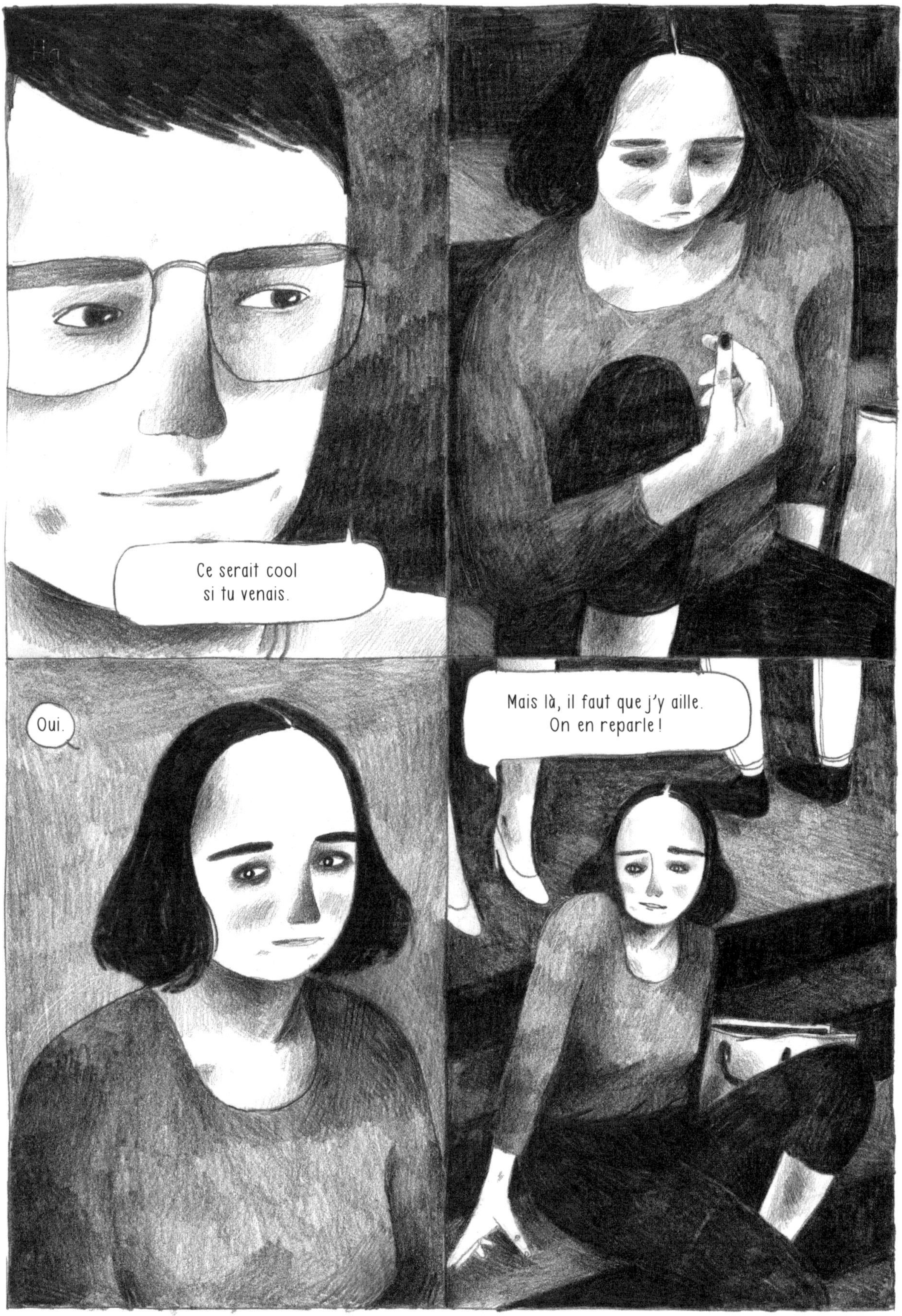
Ce serait cool si tu venais.
Oui.
Mais là, il faut que j'y aille. On en reparle !

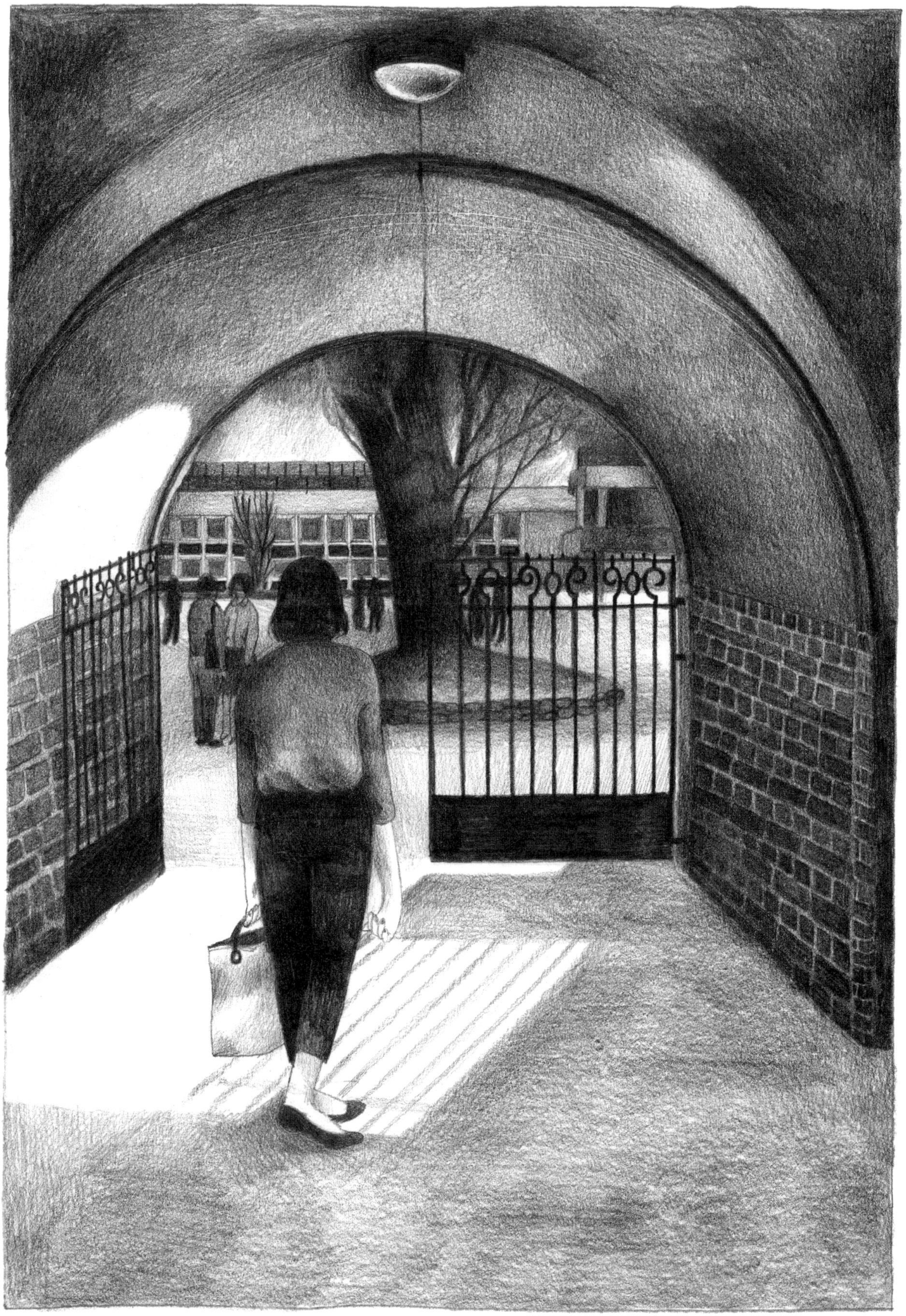

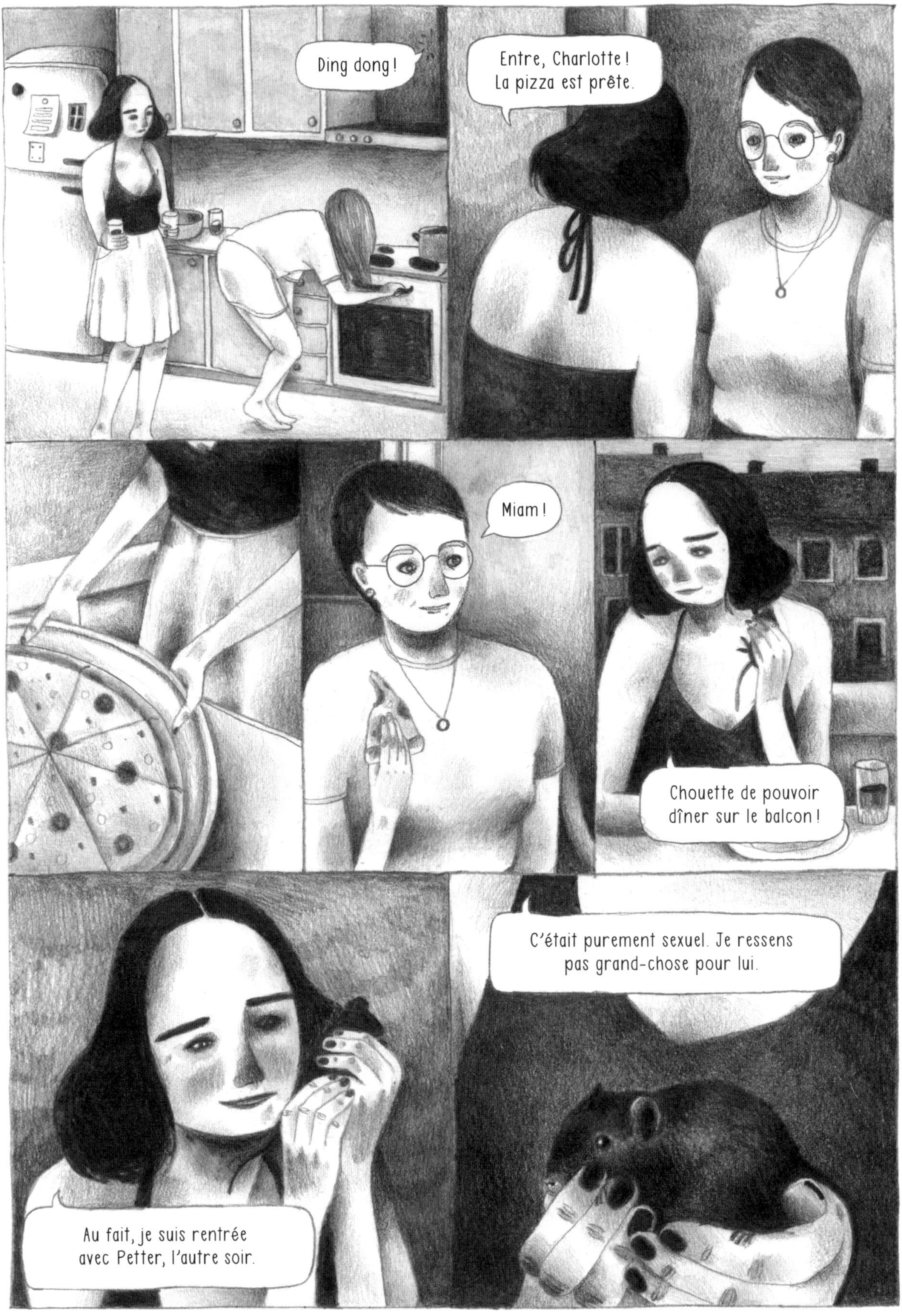
Ding dong !
Entre, Charlotte ! La pizza est prête.
Miam !
Chouette de pouvoir dîner sur le balcon !
Au fait, je suis rentrée avec Petter, l'autre soir.
C'était purement sexuel. Je ressens pas grand-chose pour lui.

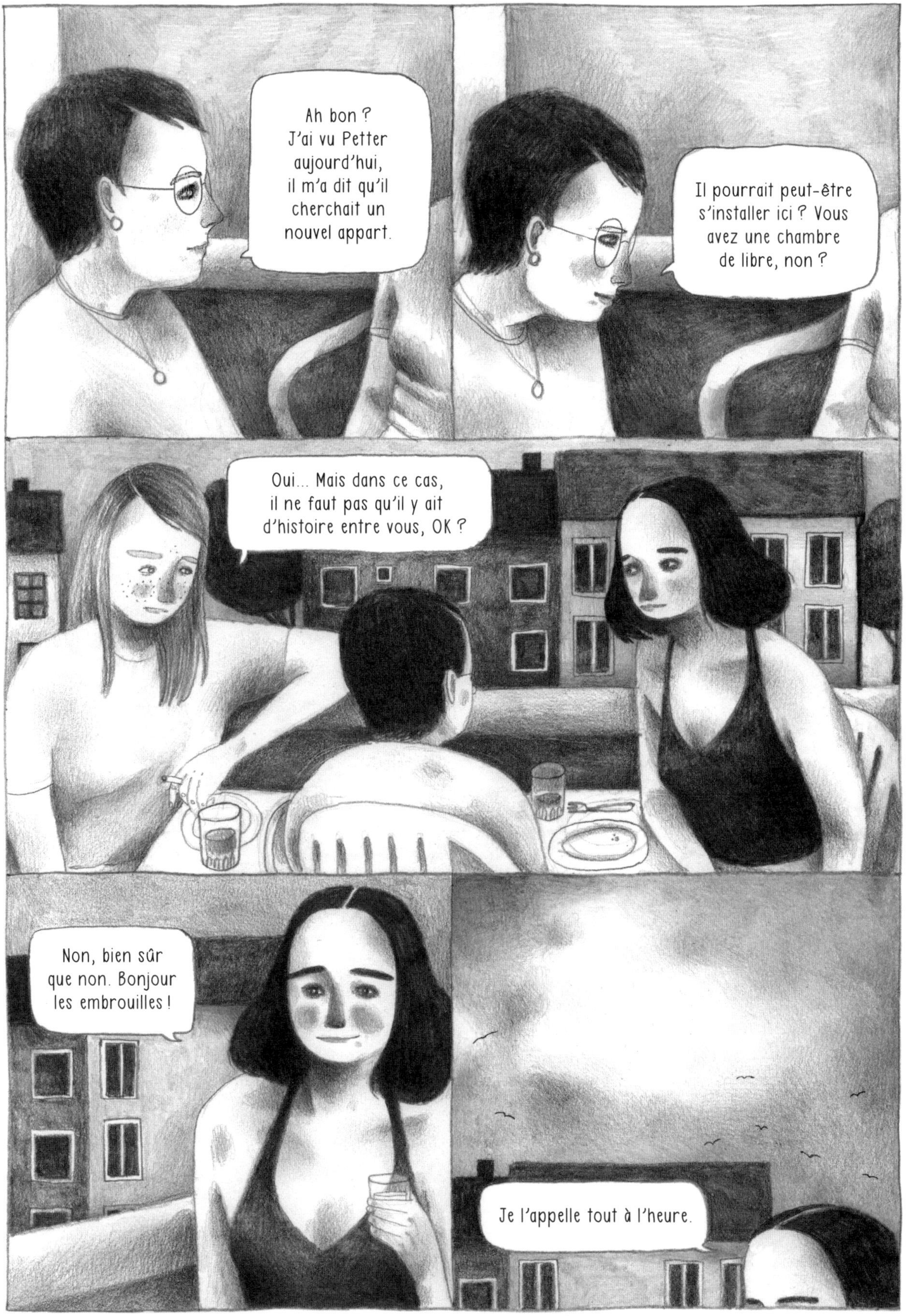
Ah bon ? J'ai vu Petter aujourd'hui, il m'a dit qu'il cherchait un nouvel appart.
Il pourrait peut-être s'installer ici ? Vous avez une chambre de libre, non ?
Oui… Mais dans ce cas, il ne faut pas qu'il y ait d'histoire entre vous, OK ?
Non, bien sûr que non. Bonjour les embrouilles !
Je l'appelle tout à l'heure.

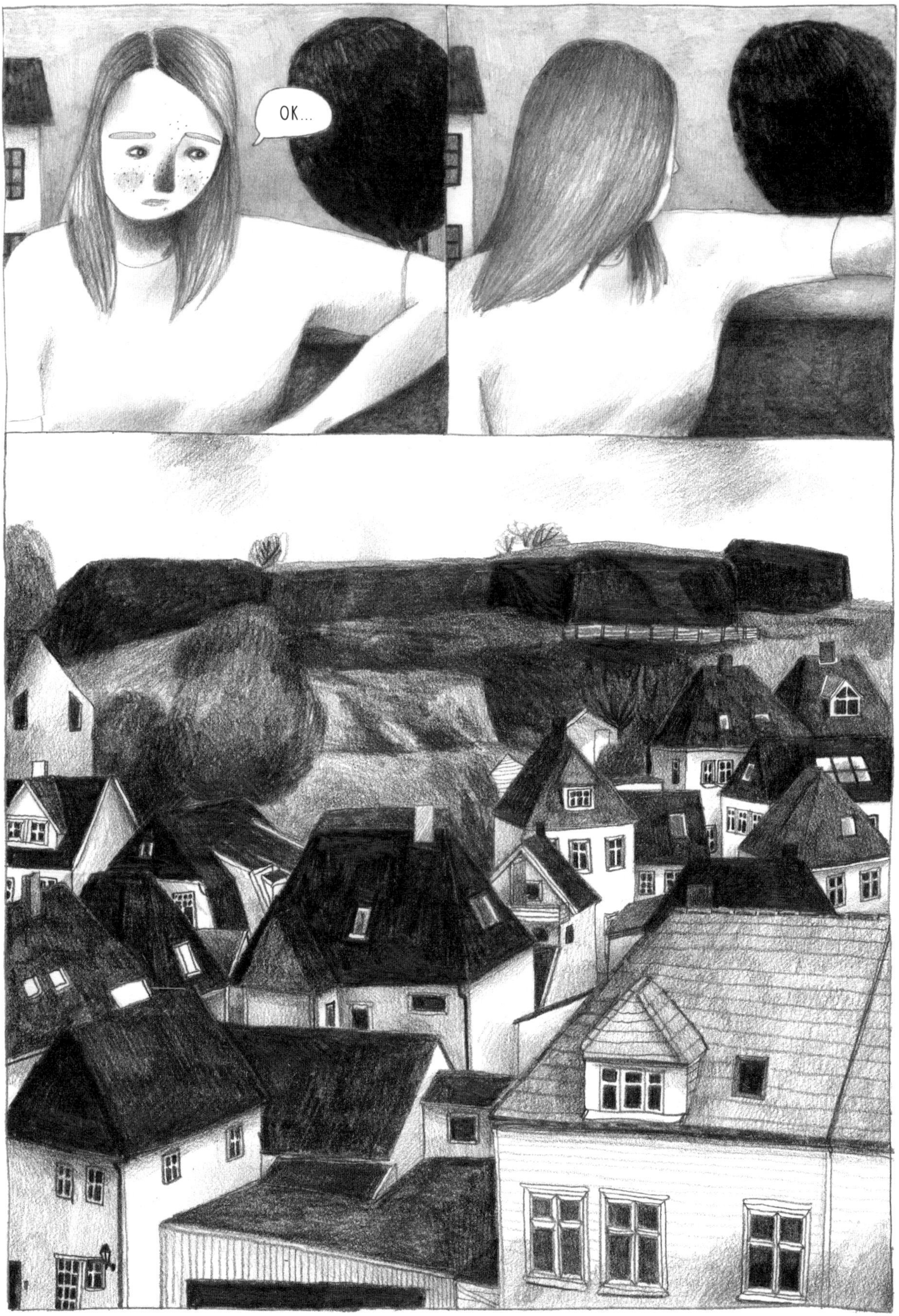
OK...

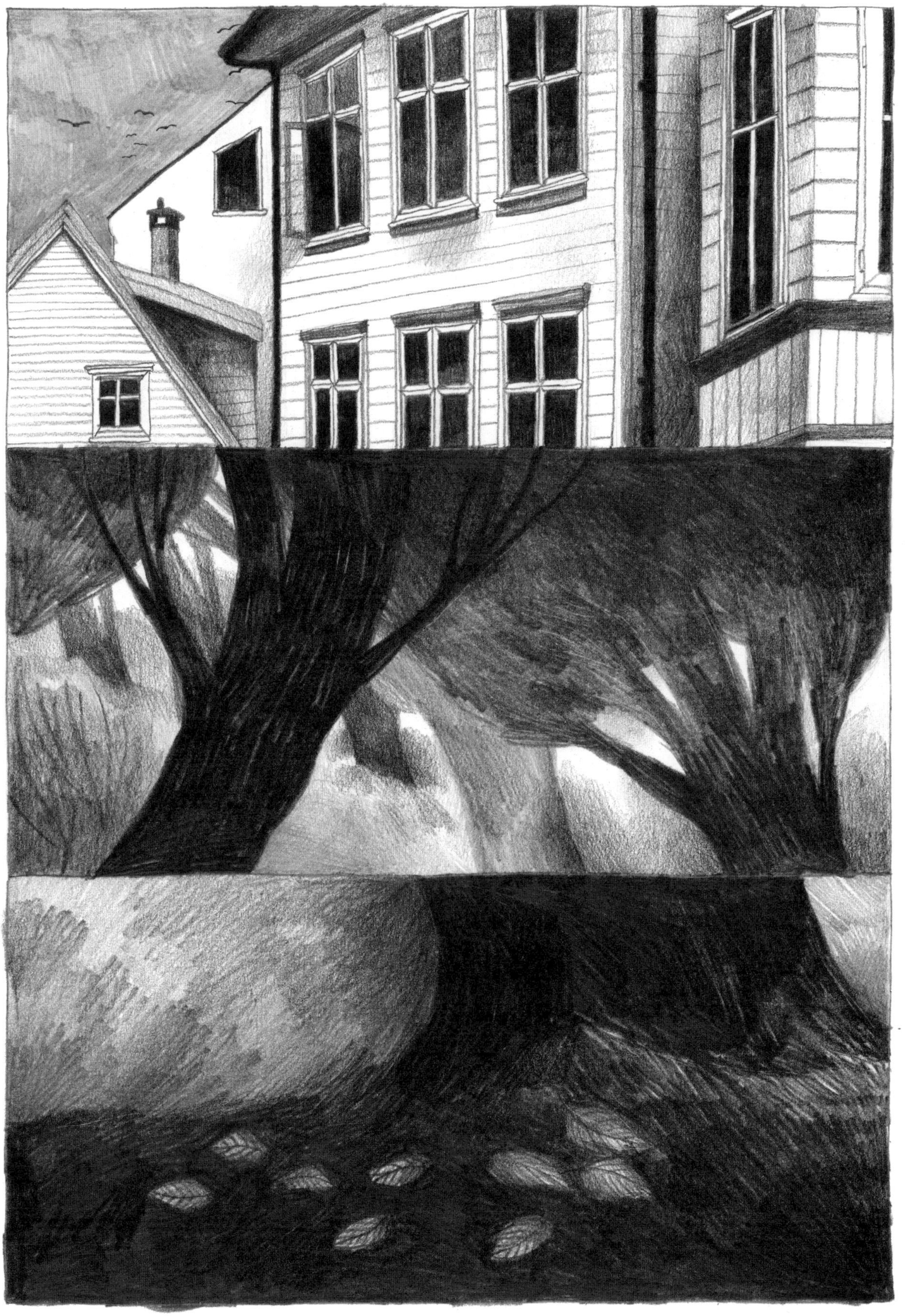

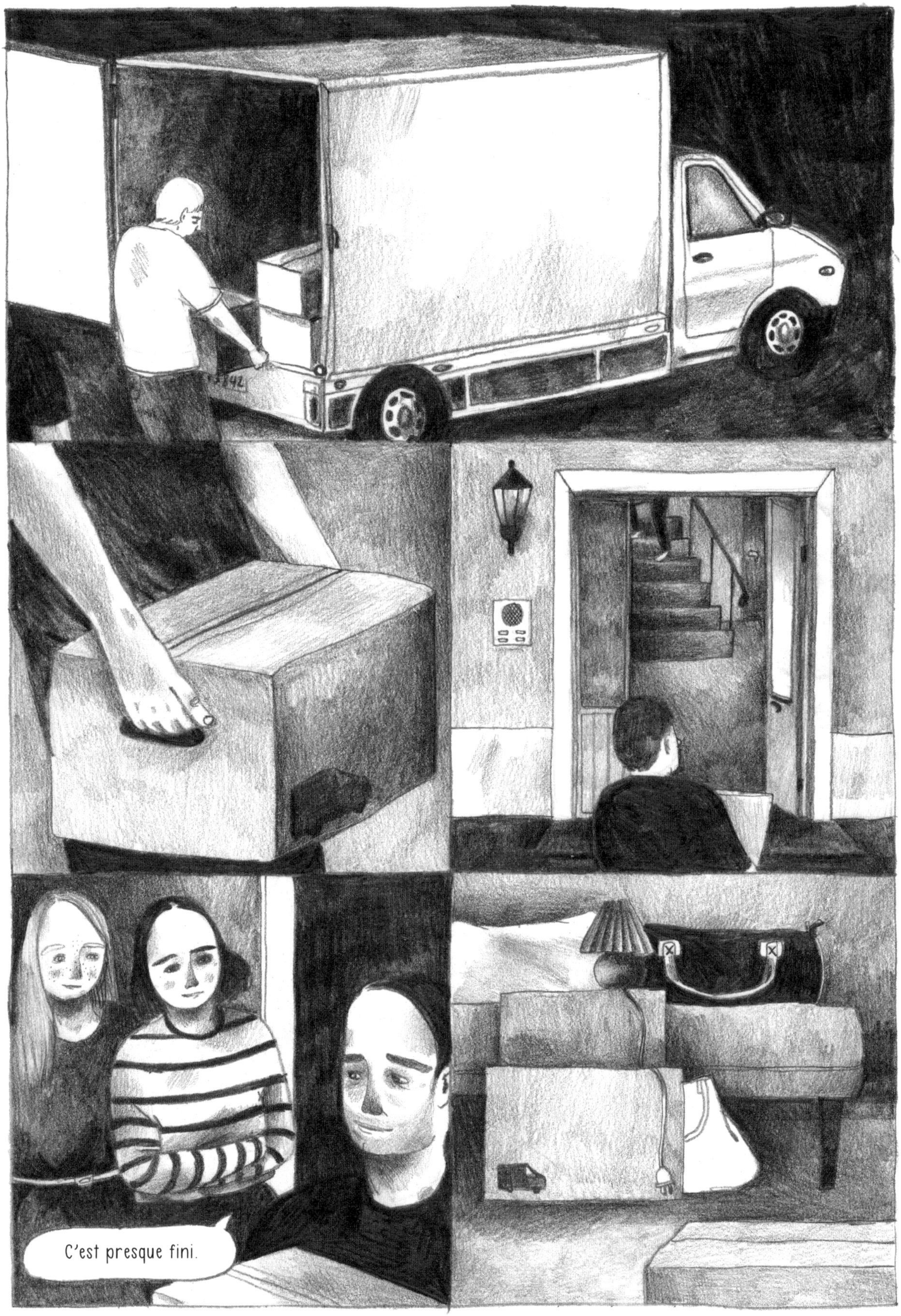
C'est presque fini.

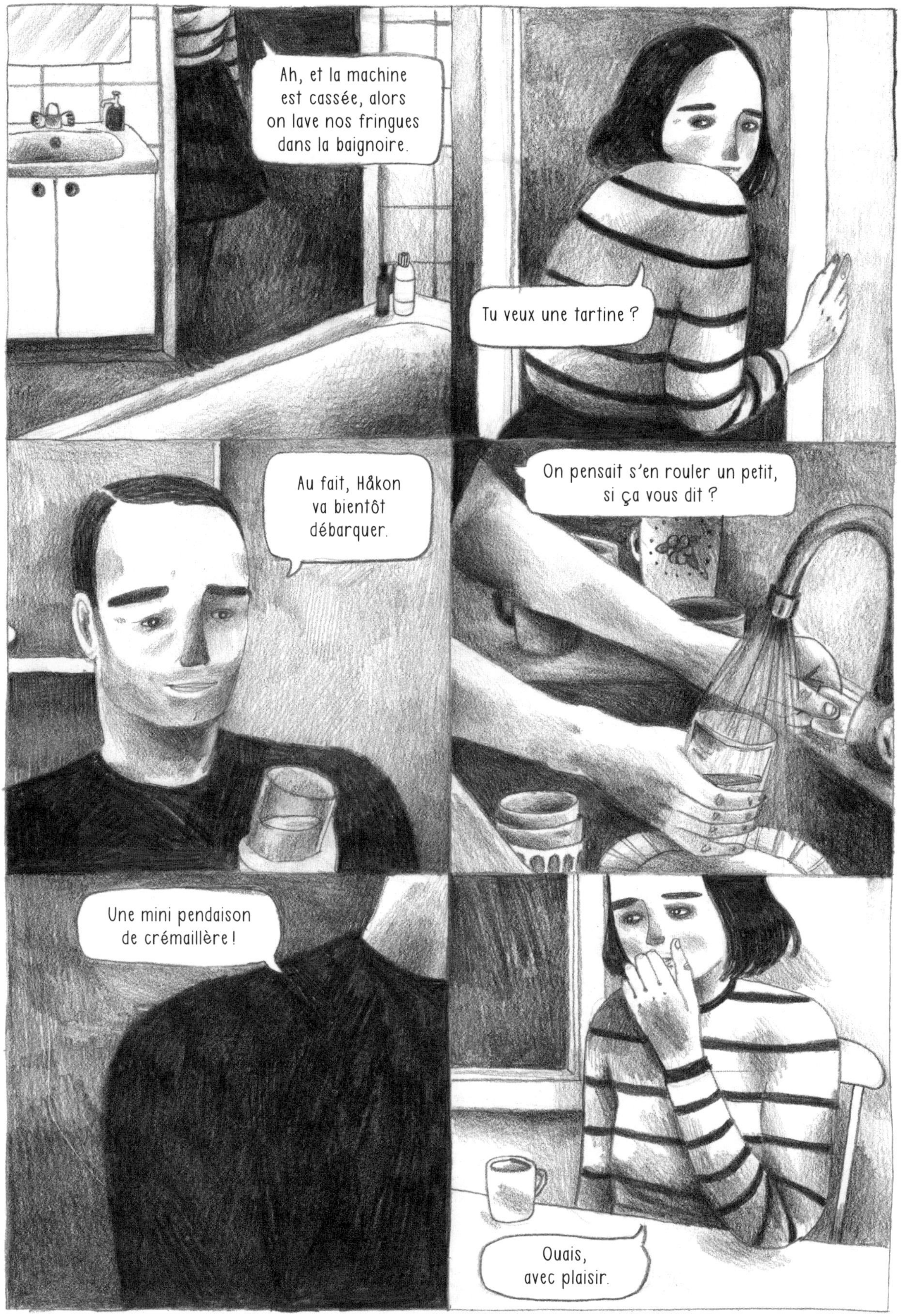
Ah, et la machine est cassée, alors on lave nos fringues dans la baignoire.
Tu veux une tartine ?
Au fait, Håkon va bientôt débarquer.
On pensait s'en rouler un petit, si ça vous dit ?
Une mini pendaison de crémaillère !
Ouais, avec plaisir.

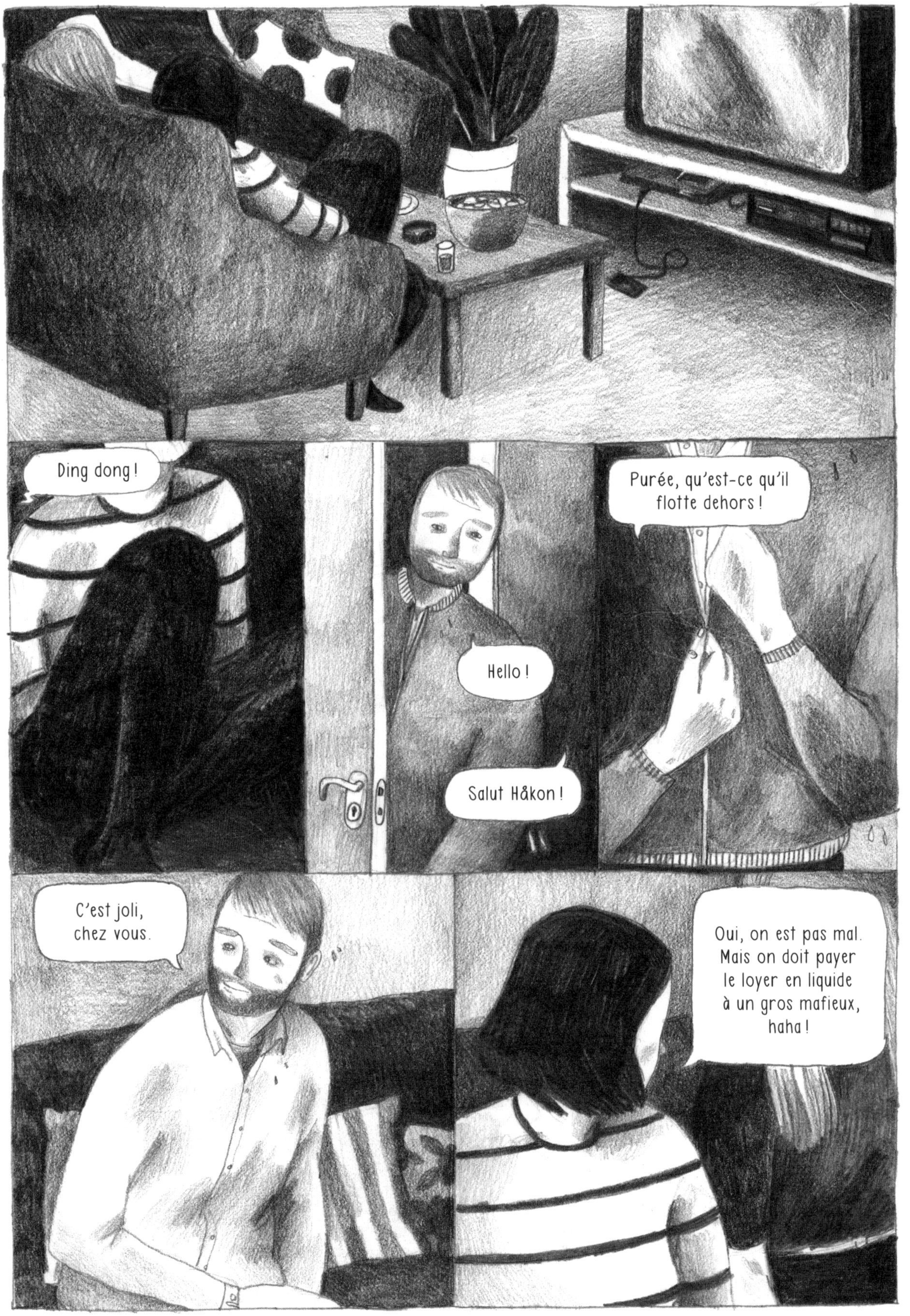
Ding dong !
Hello !
Salut Håkon !
Purée, qu'est-ce qu'il flotte dehors !
C'est joli, chez vous.
Oui, on est pas mal. Mais on doit payer le loyer en liquide à un gros mafieux, haha !

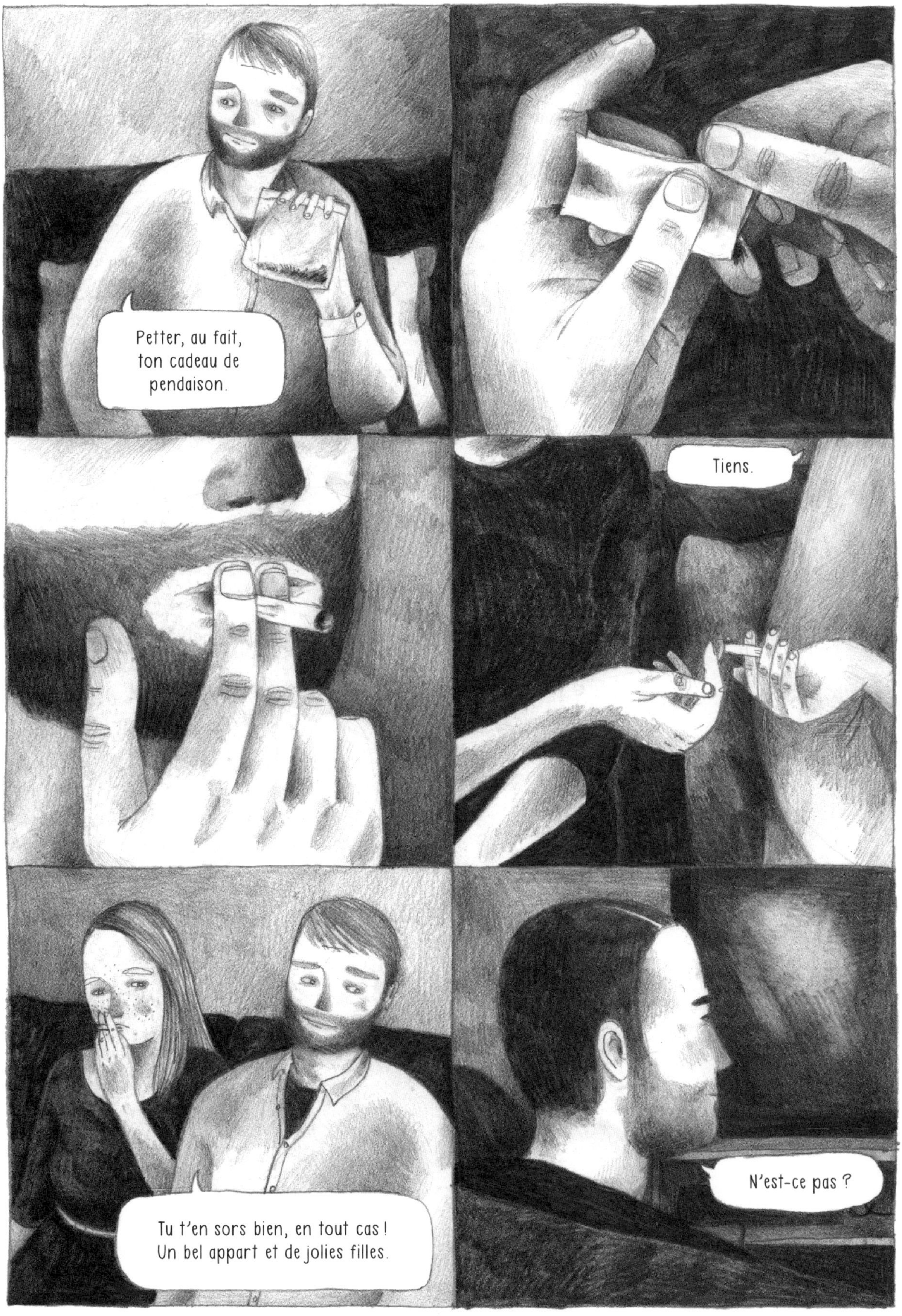
Petter, au fait, ton cadeau de pendaison.
Tiens.
Tu t'en sors bien, en tout cas ! Un bel appart et de jolies filles.
N'est-ce pas ?

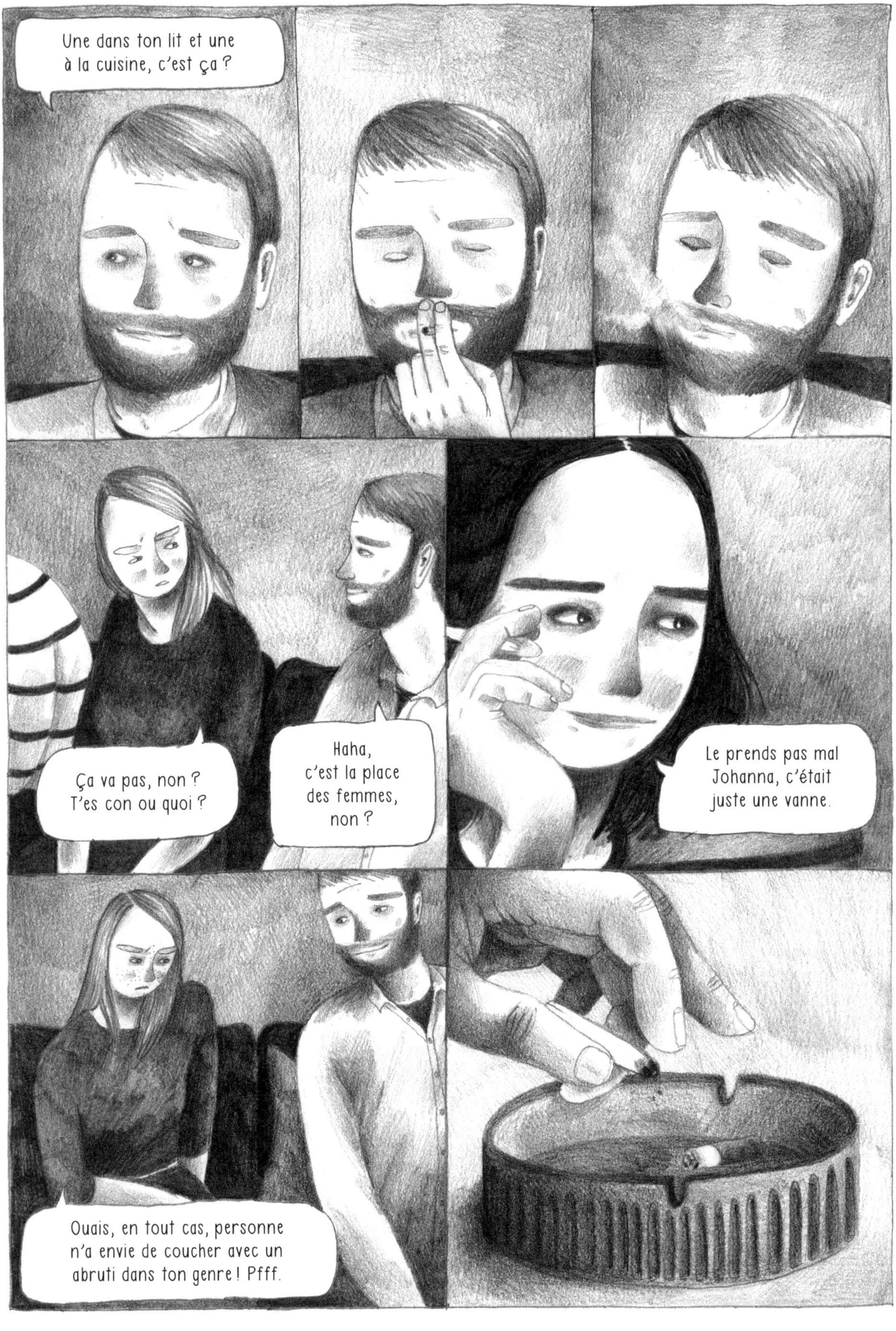
Une dans ton lit et une à la cuisine, c'est ça ?
Ça va pas, non ? T'es con ou quoi ?
Haha, c'est la place des femmes, non ?
Le prends pas mal Johanna, c'était juste une vanne.
Ouais, en tout cas, personne n'a envie de coucher avec un abruti dans ton genre ! Pfff.

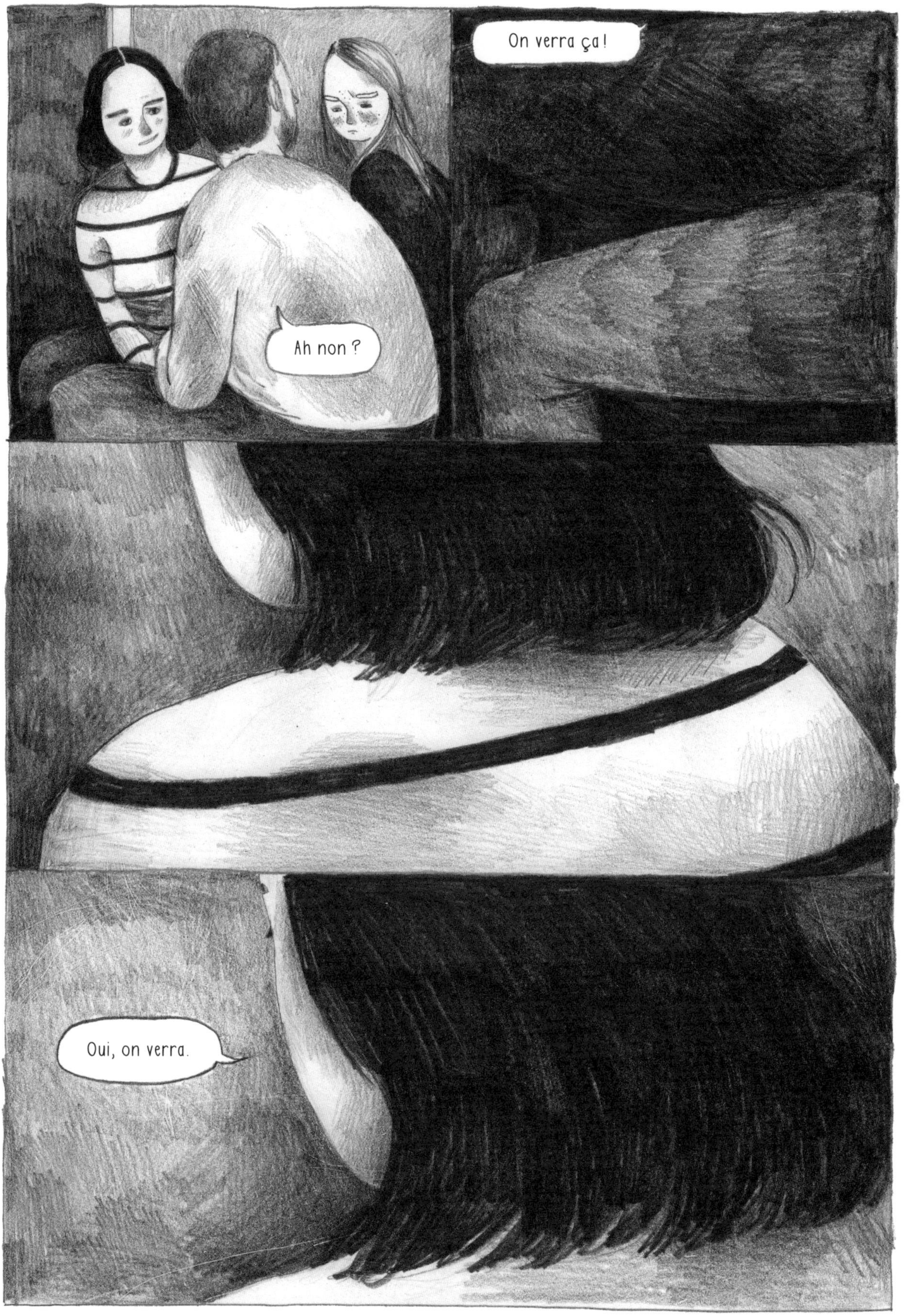
Ah non ?
On verra ça !
Oui, on verra.

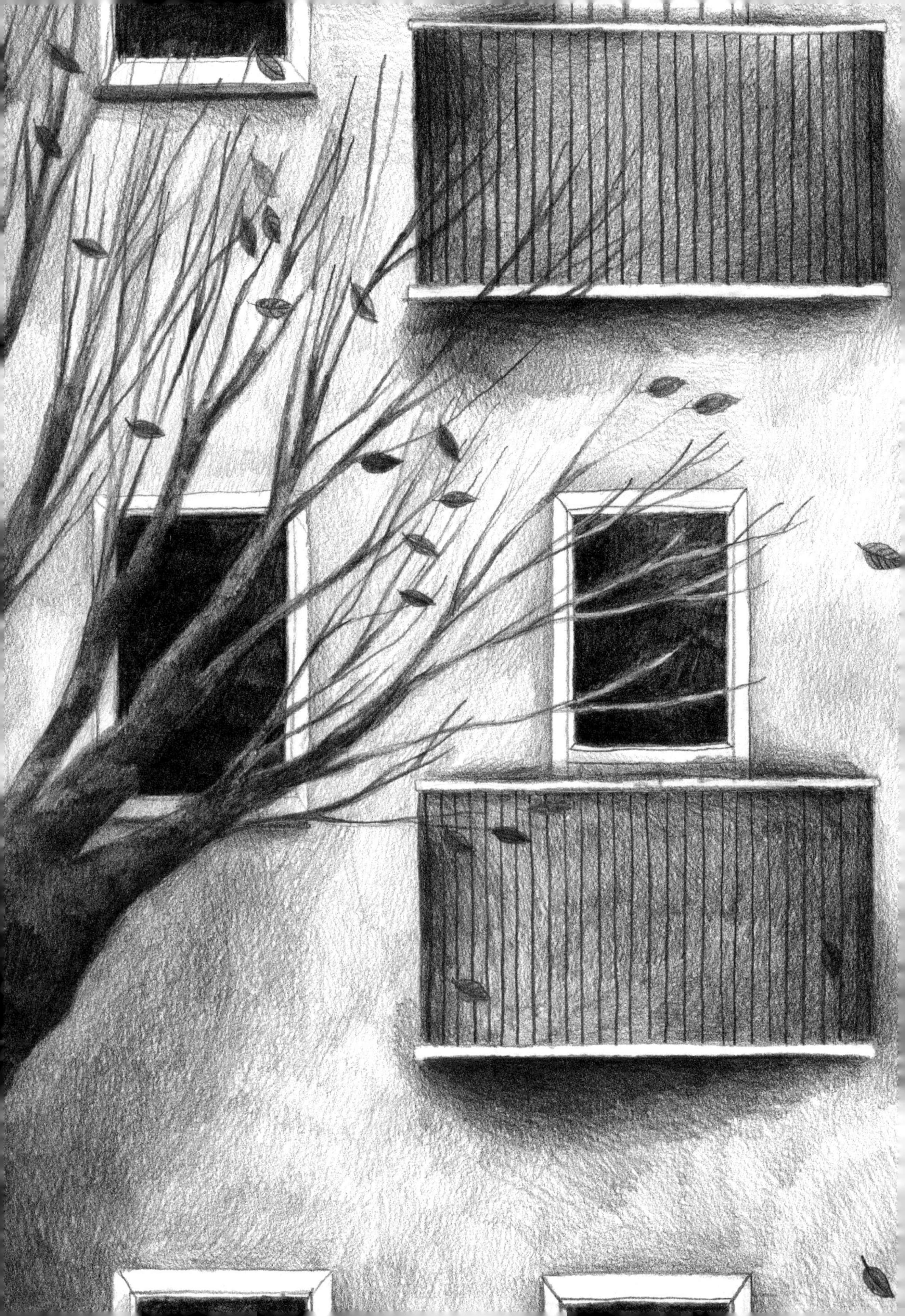

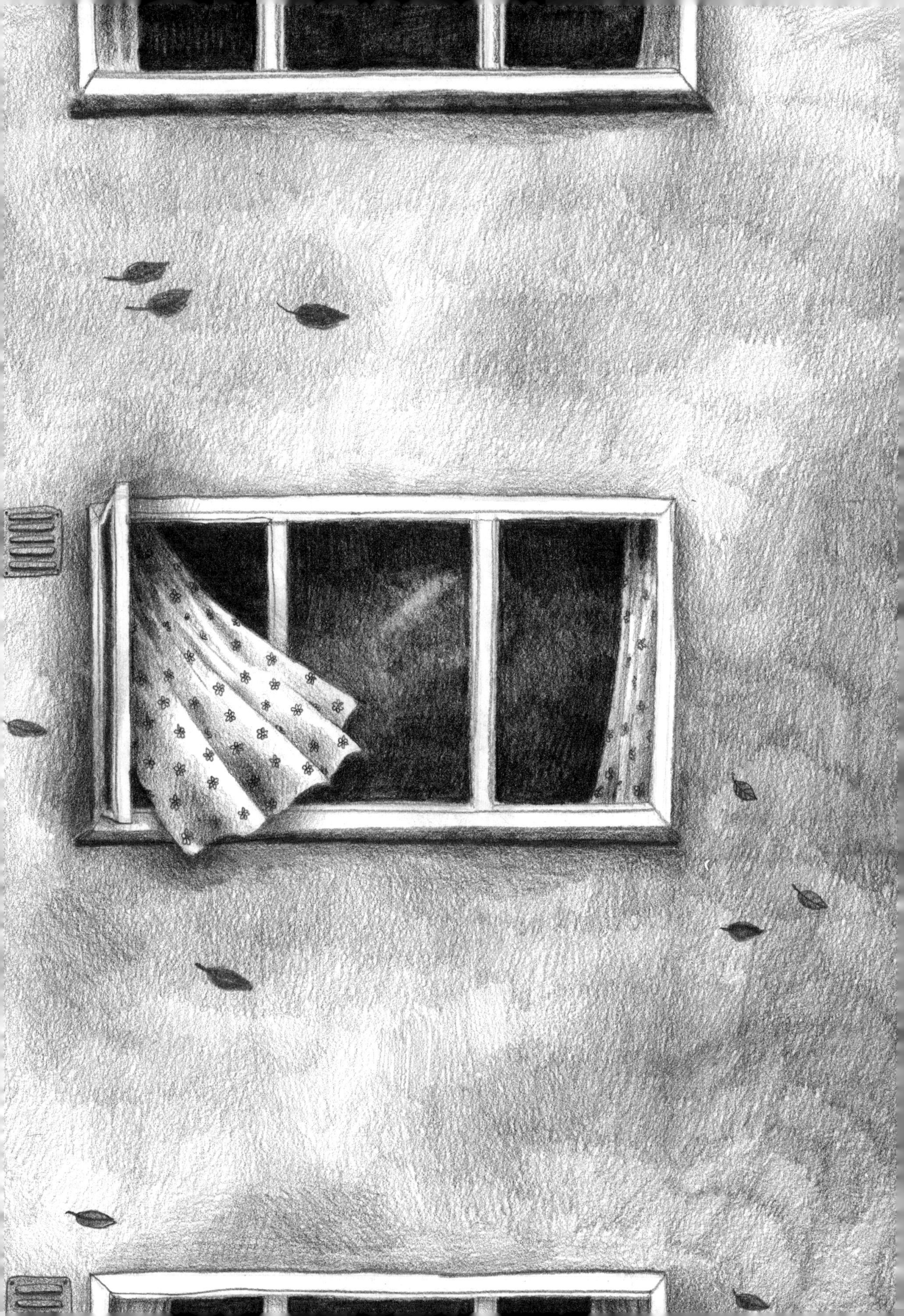

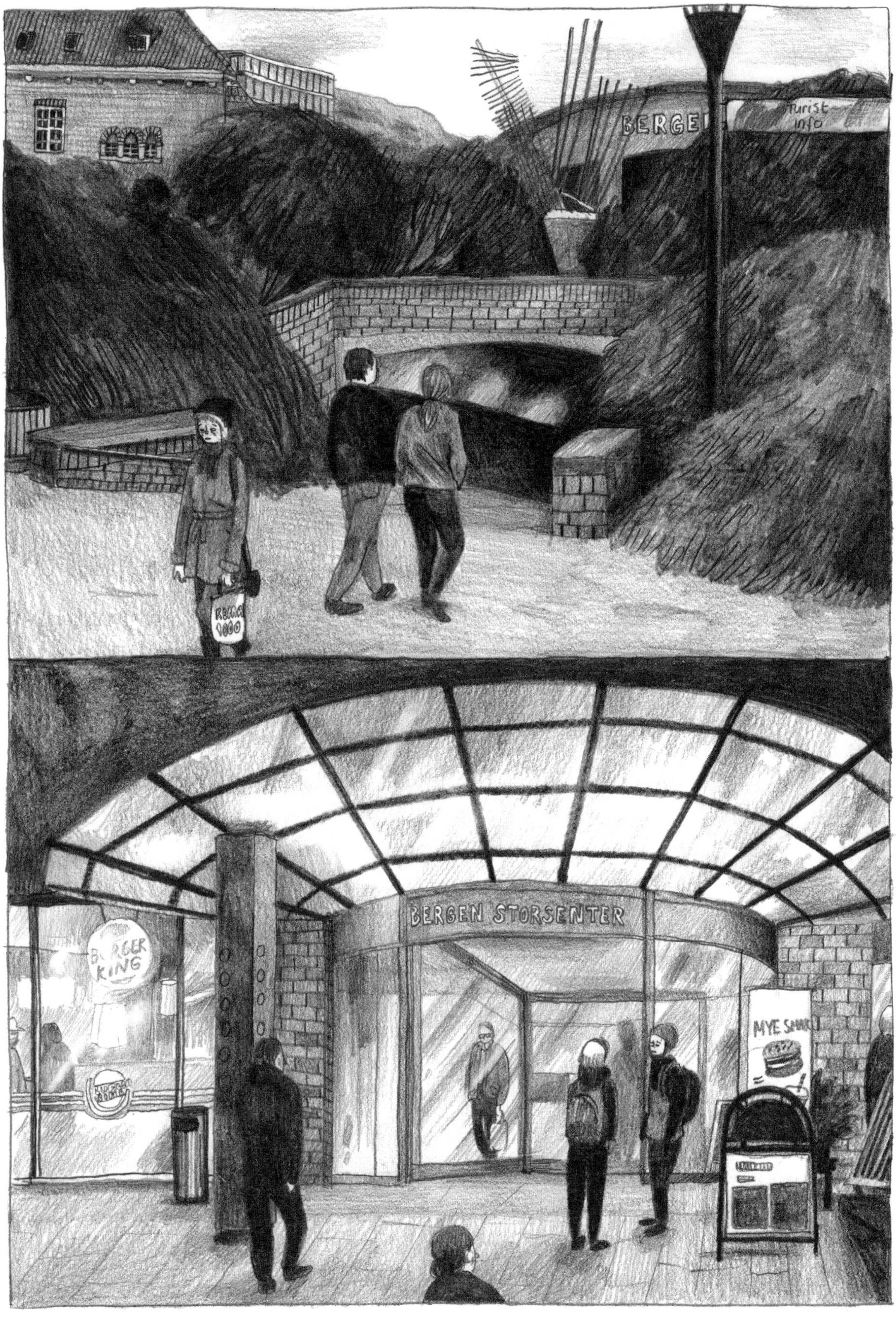
Turist info
REMA 1000
BURGER KING
BERGEN STORSENTER

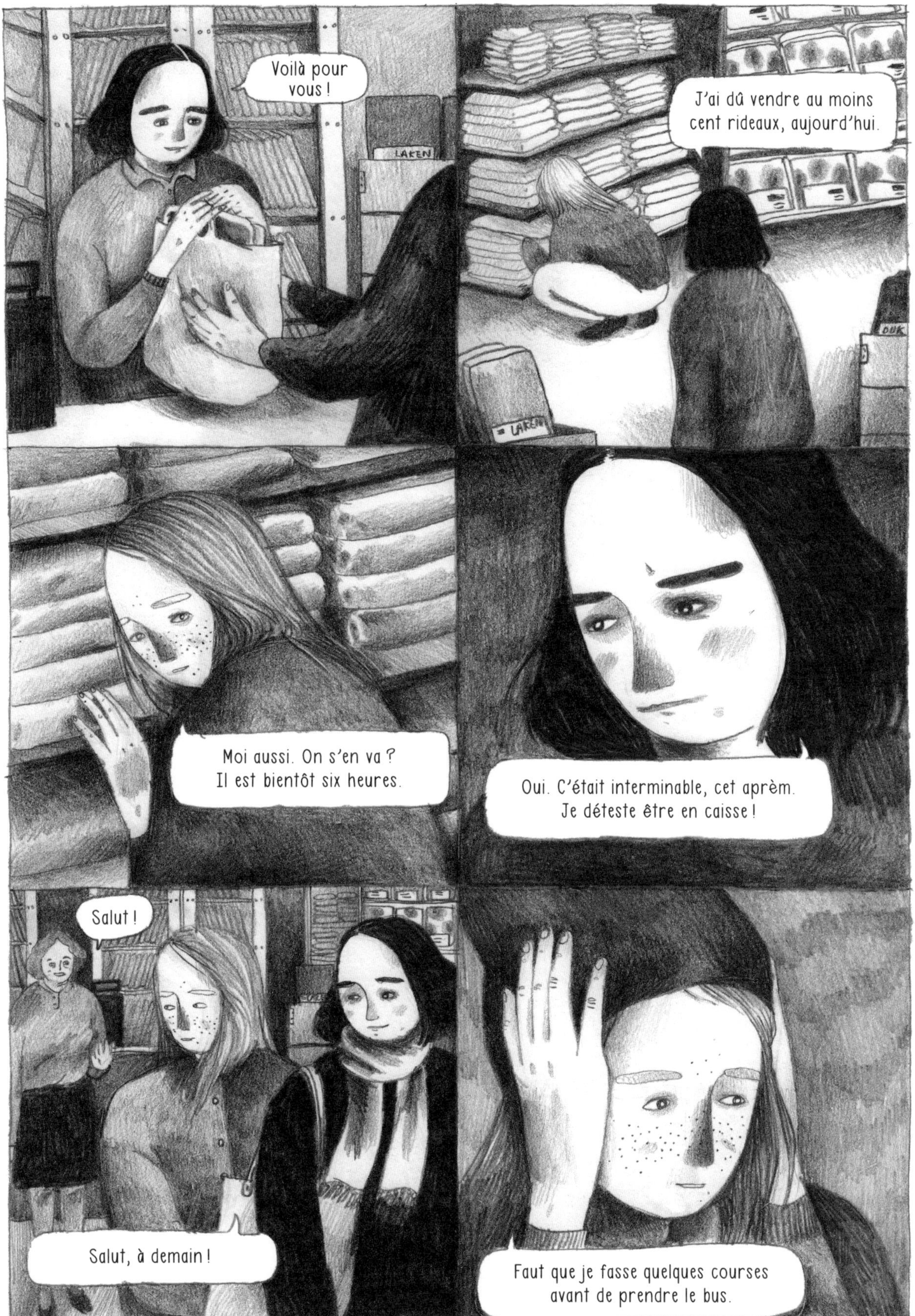
Voilà pour vous !
J'ai dû vendre au moins cent rideaux, aujourd'hui.
Moi aussi. On s'en va ? Il est bientôt six heures.
Oui. C'était interminable, cet aprèm. Je déteste être en caisse !
Salut !
Salut, à demain !
Faut que je fasse quelques courses avant de prendre le bus.

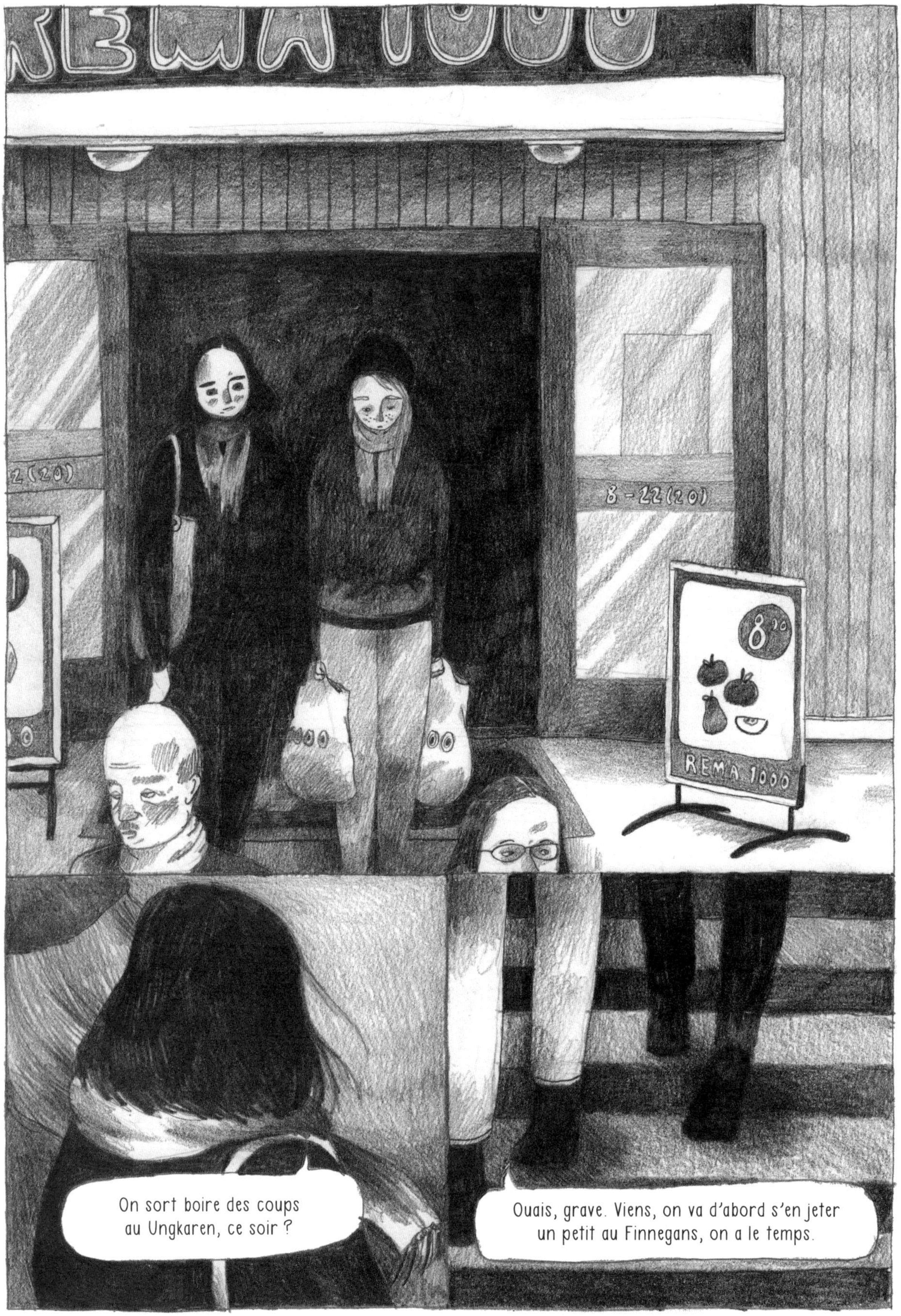
REMA 1000
8-22(20)
8⁹⁰
REMA 1000
On sort boire des coups au Ungkaren, ce soir ?
Ouais, grave. Viens, on va d'abord s'en jeter un petit au Finnegans, on a le temps.

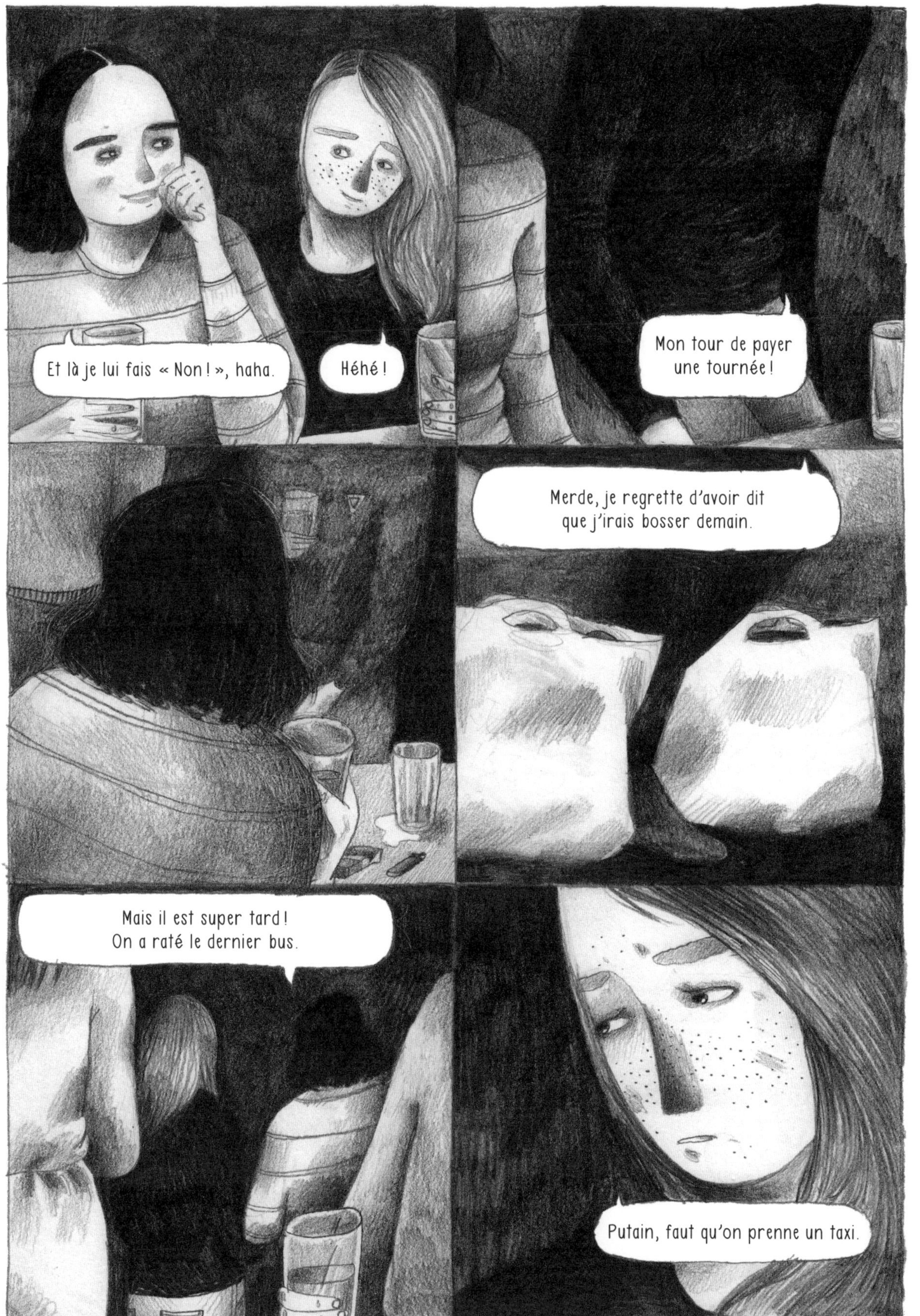
Et là je lui fais « Non ! », haha.
Héhé !
Mon tour de payer une tournée !
Merde, je regrette d'avoir dit que j'irais bosser demain.
Mais il est super tard ! On a raté le dernier bus.
Putain, faut qu'on prenne un taxi.

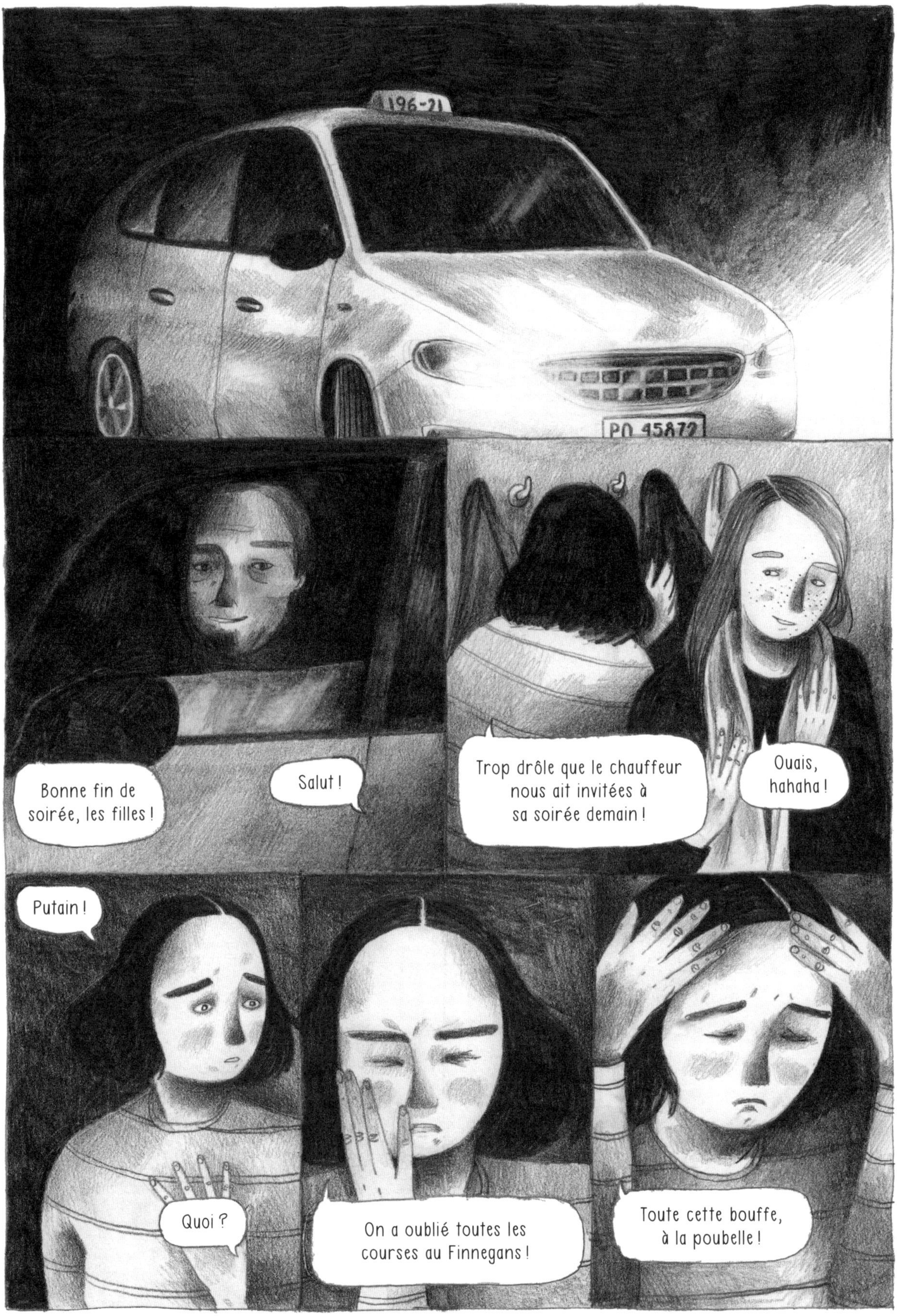
196-21
PO 45872
Bonne fin de soirée, les filles !
Salut !
Trop drôle que le chauffeur nous ait invitées à sa soirée demain !
Ouais, hahaha !
Putain !
Quoi ?
On a oublié toutes les courses au Finnegans !
Toute cette bouffe, à la poubelle !

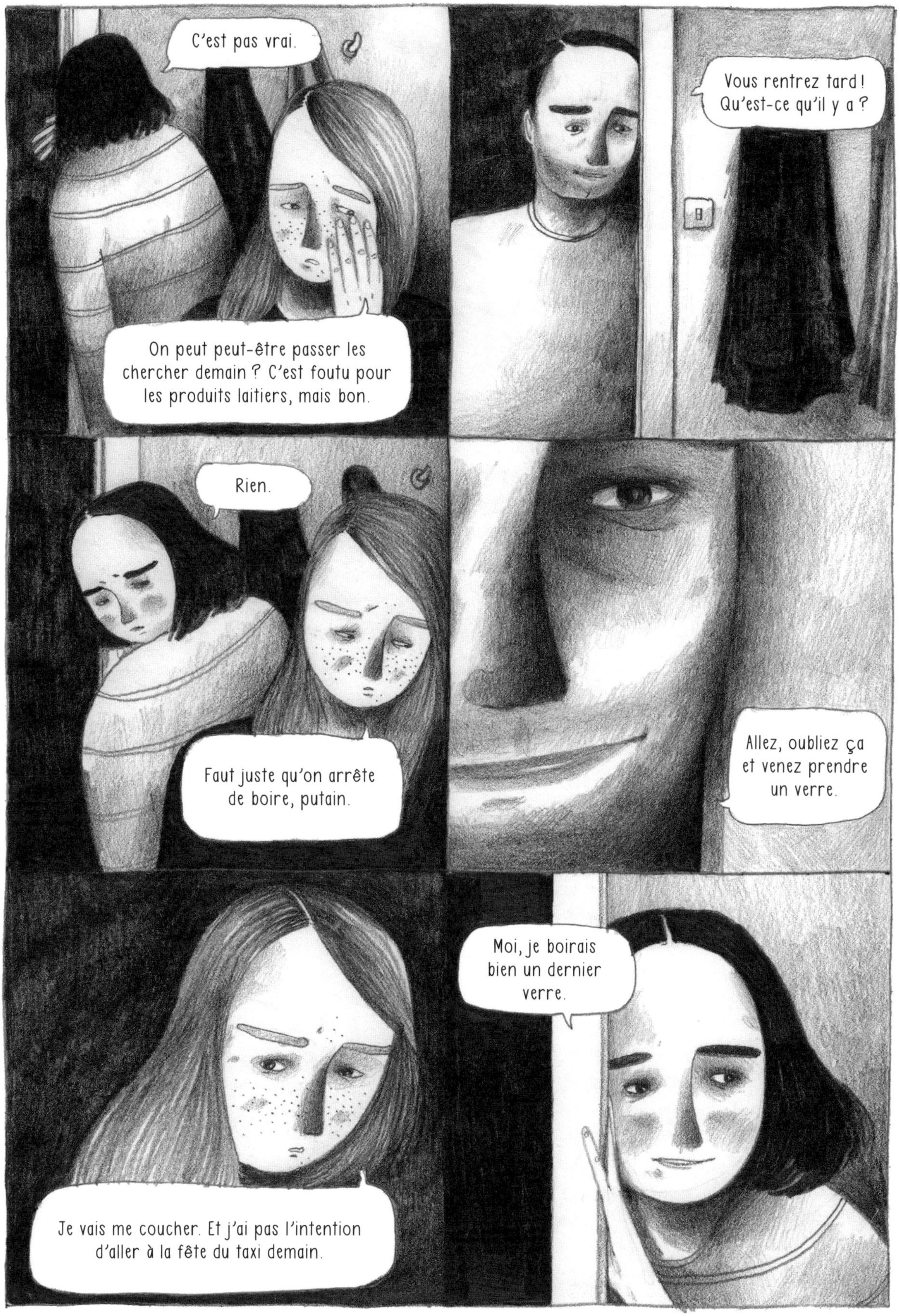
C'est pas vrai.
On peut peut-être passer les chercher demain ? C'est foutu pour les produits laitiers, mais bon.
Vous rentrez tard ! Qu'est-ce qu'il y a ?
Rien.
Faut juste qu'on arrête de boire, putain.
Allez, oubliez ça et venez prendre un verre.
Je vais me coucher. Et j'ai pas l'intention d'aller à la fête du taxi demain.
Moi, je boirais bien un dernier verre.

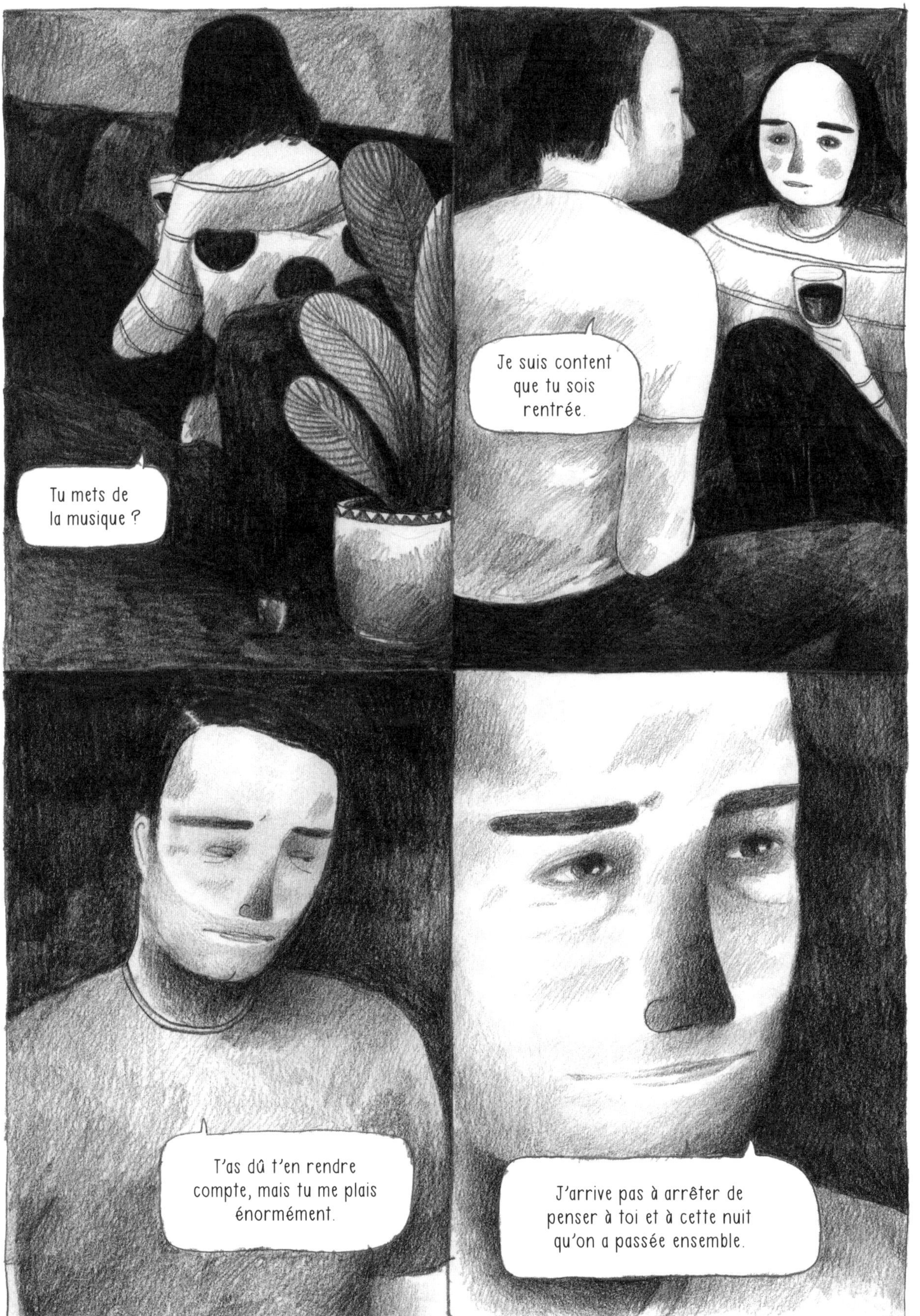
Tu mets de la musique ?
Je suis content que tu sois rentrée.
T'as dû t'en rendre compte, mais tu me plais énormément.
J'arrive pas à arrêter de penser à toi et à cette nuit qu'on a passée ensemble.

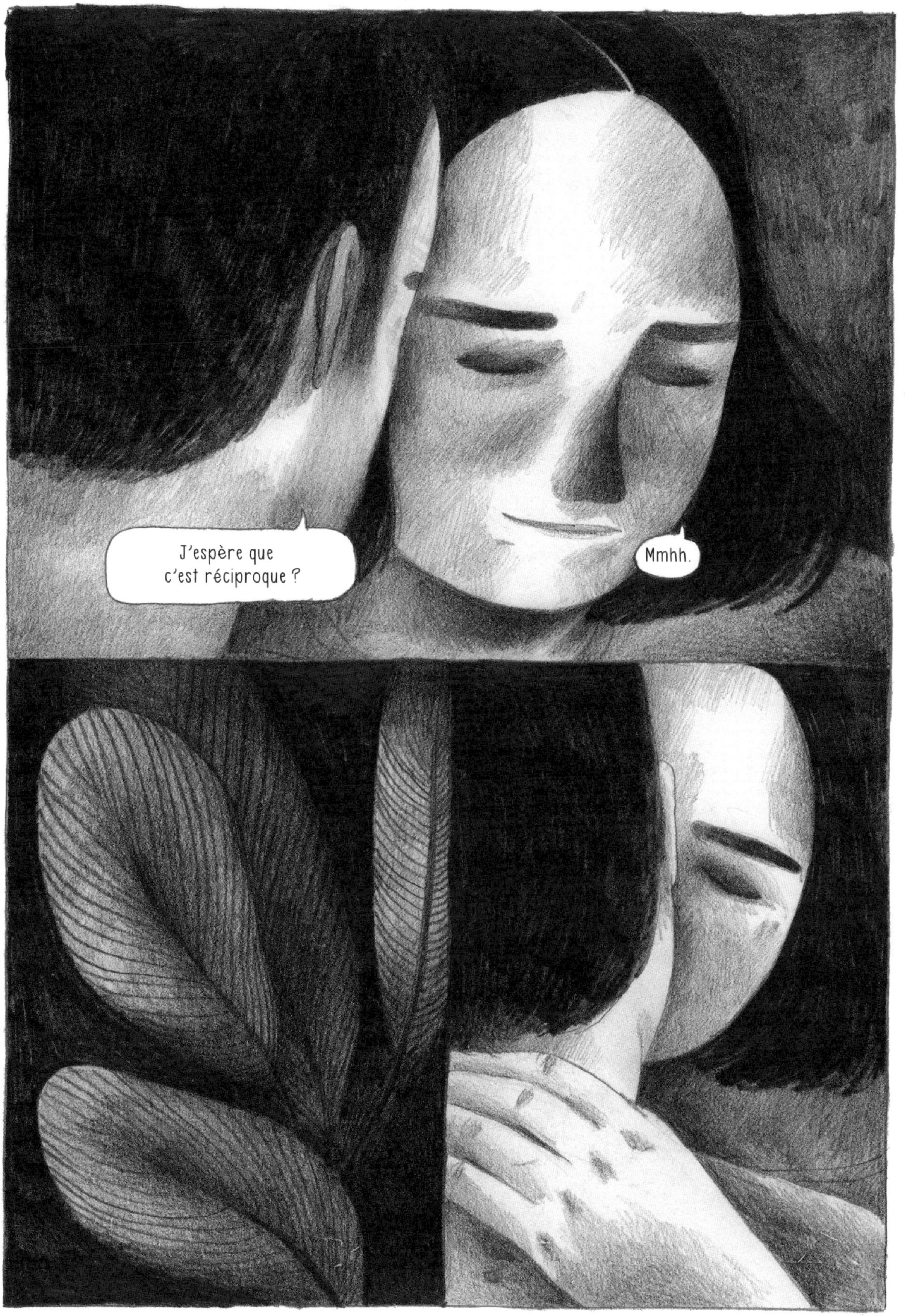
J'espère que
c'est réciproque ?
Mmhh.

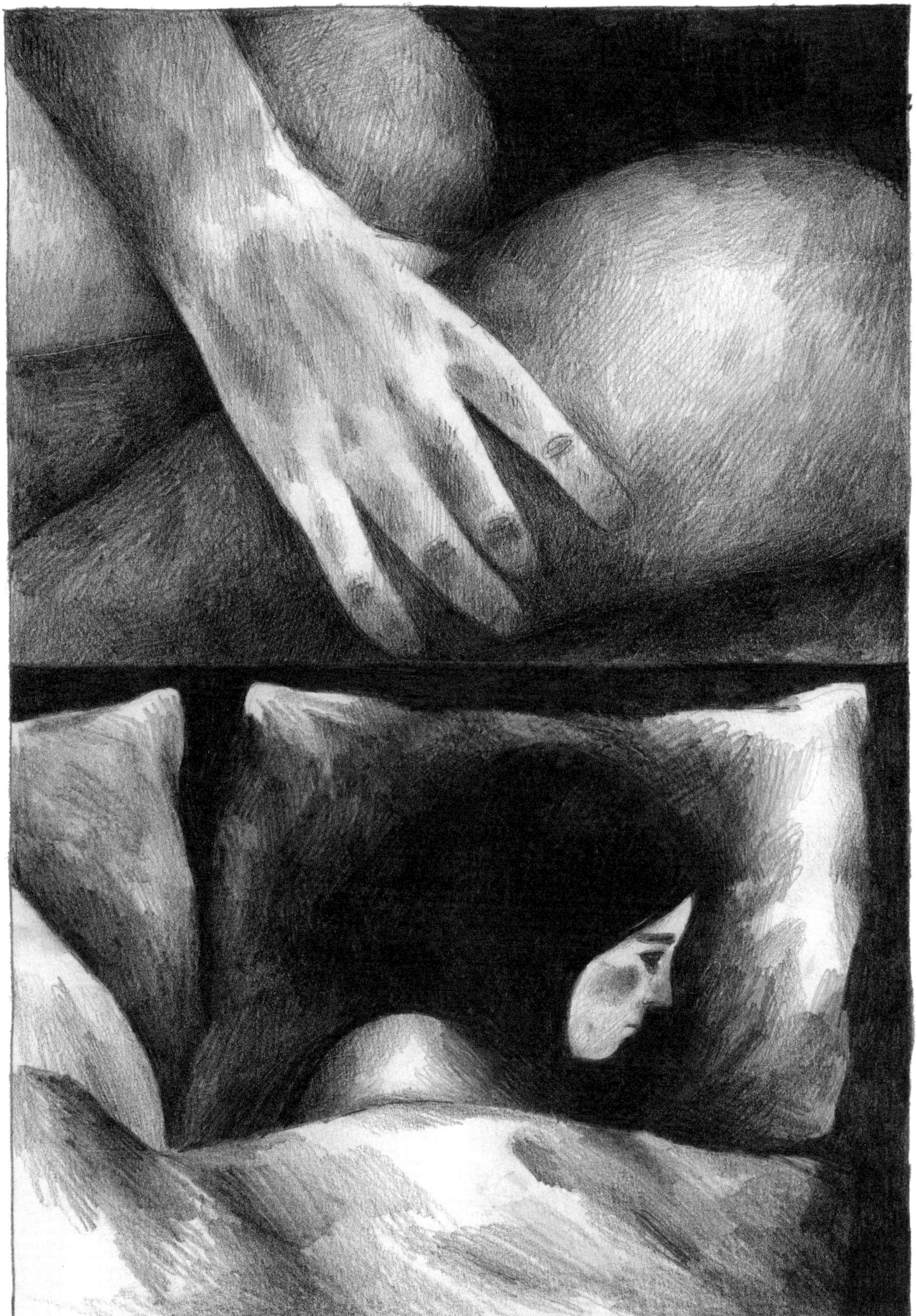

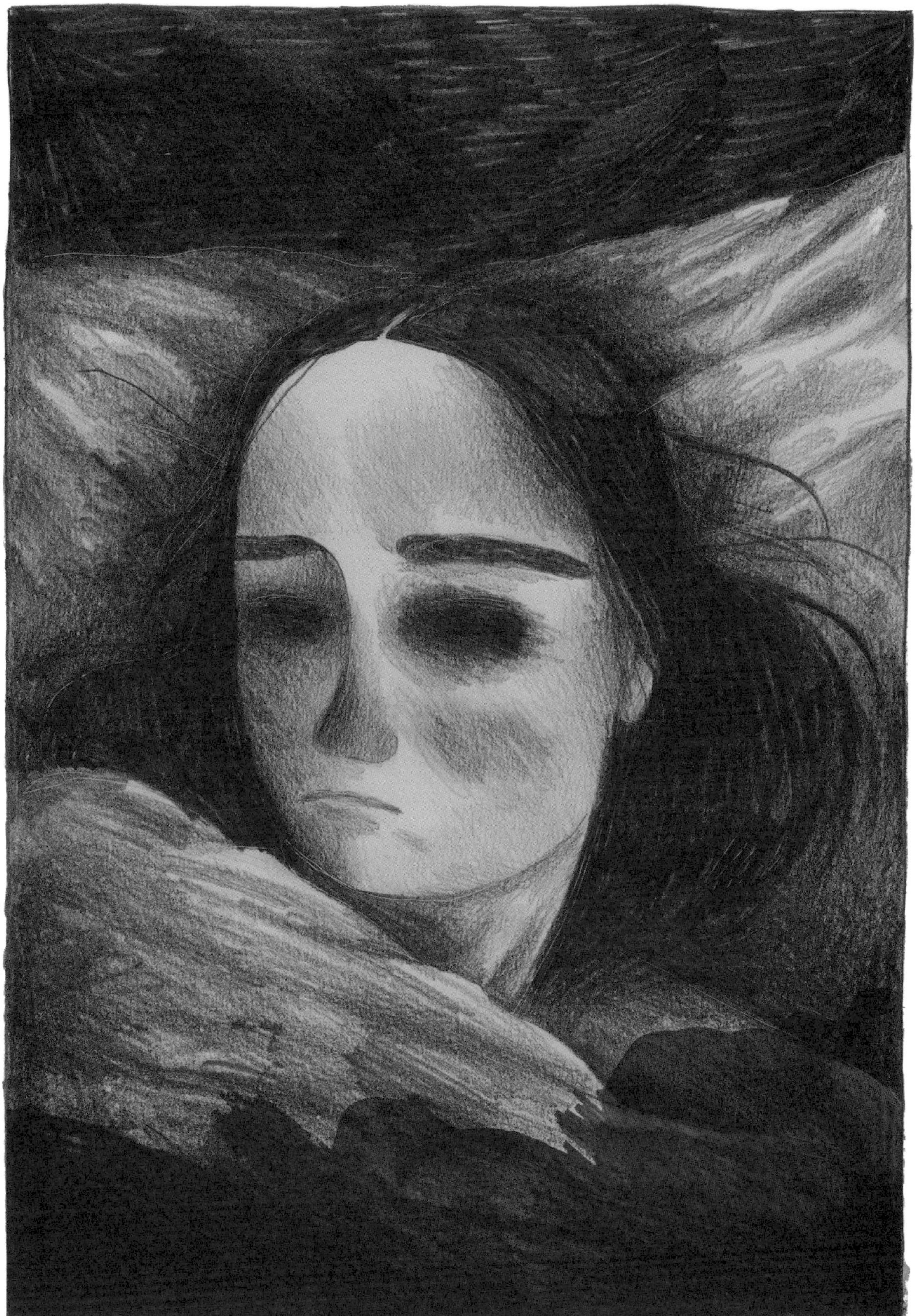

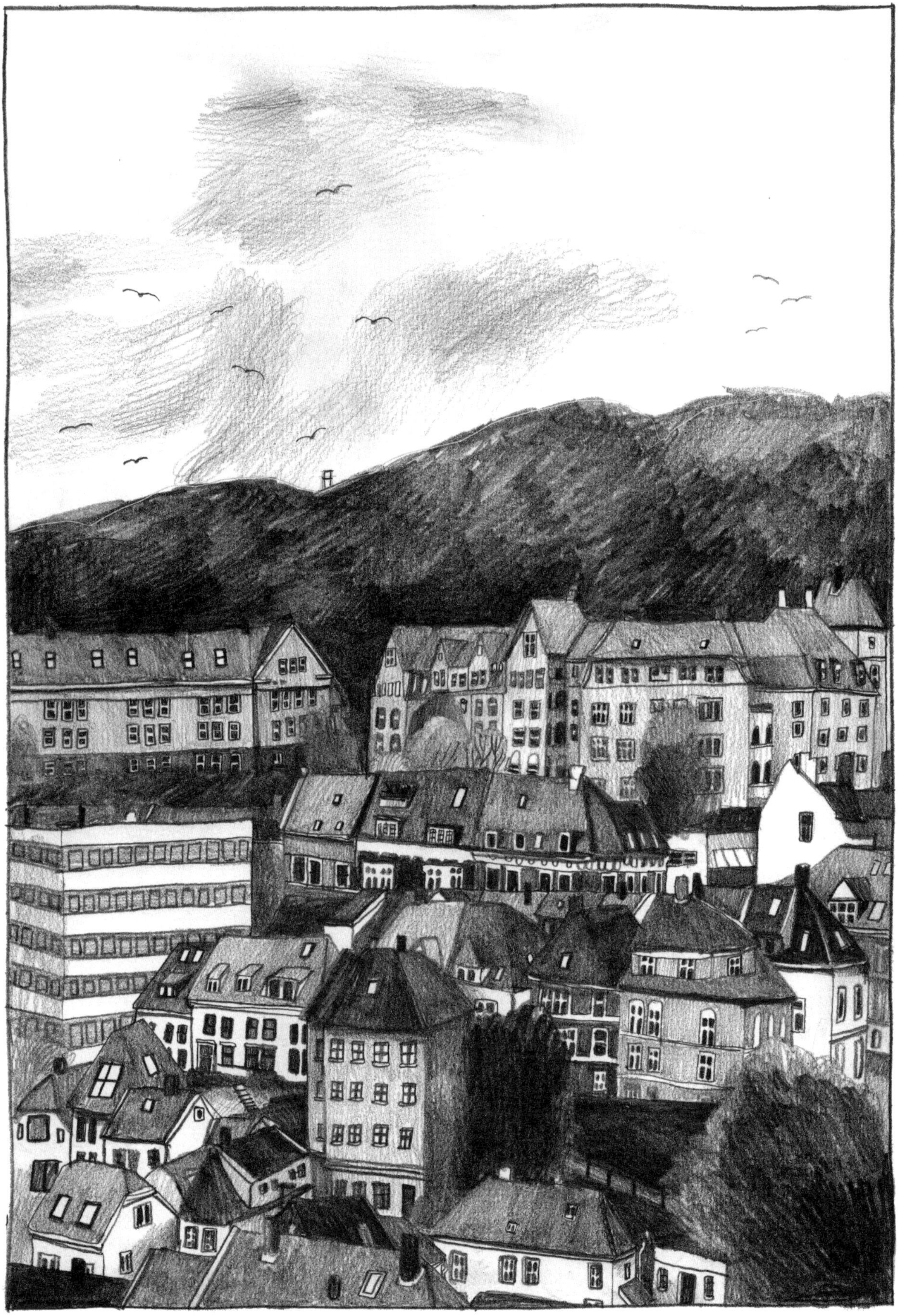

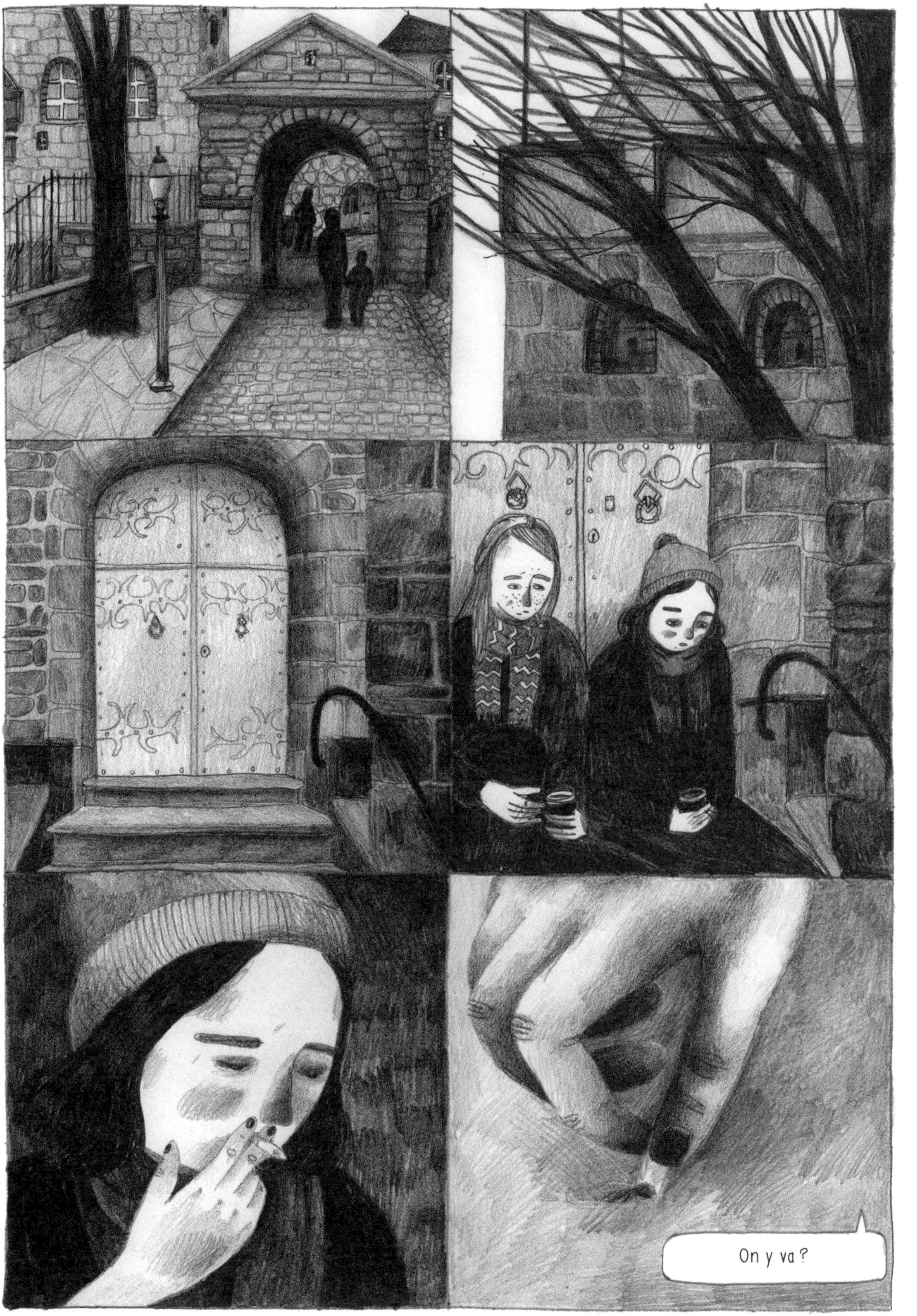
On y va ?

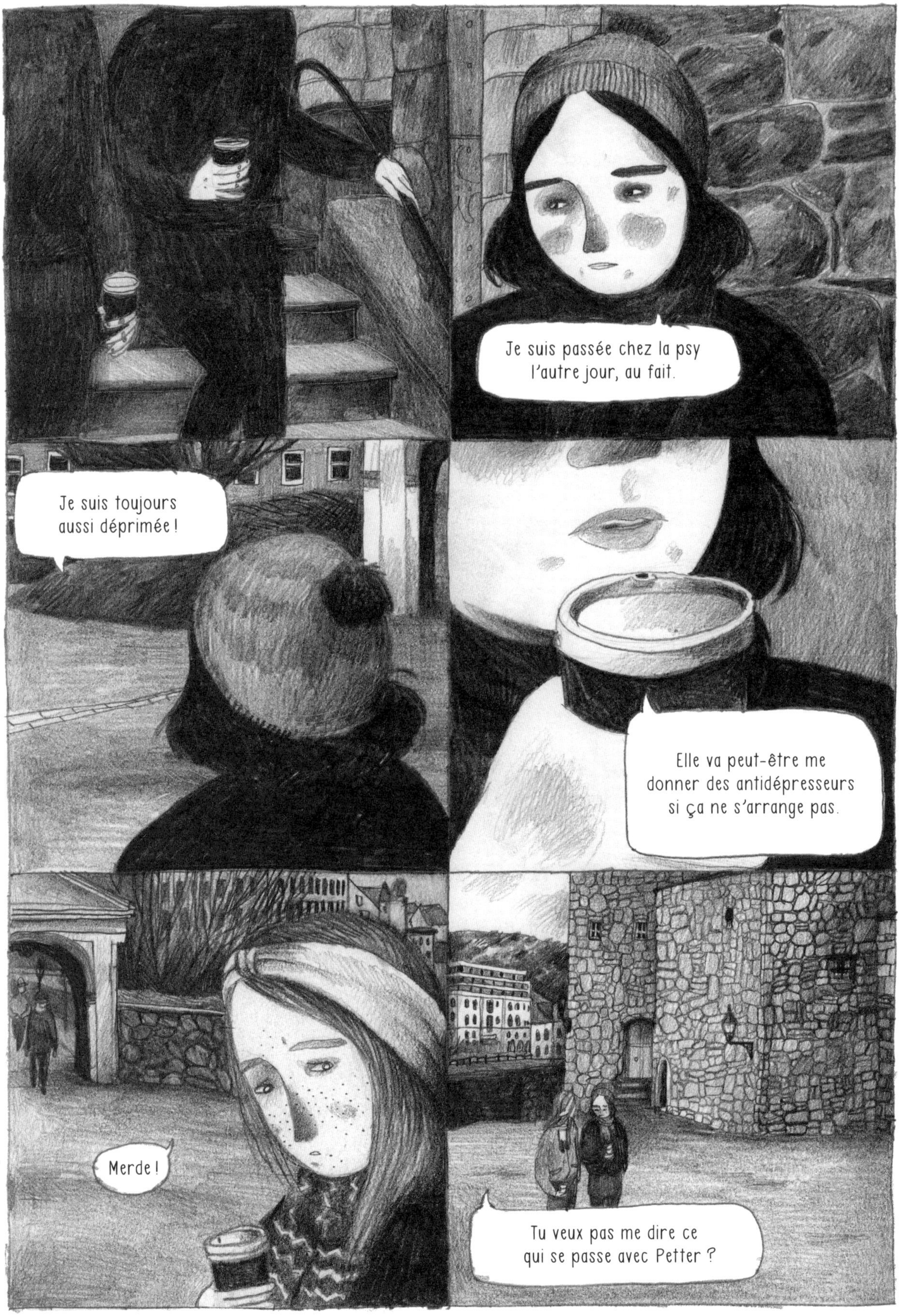
Je suis passée chez la psy l'autre jour, au fait.
Je suis toujours aussi déprimée !
Elle va peut-être me donner des antidépresseurs si ça ne s'arrange pas.
Merde !
Tu veux pas me dire ce qui se passe avec Petter ?

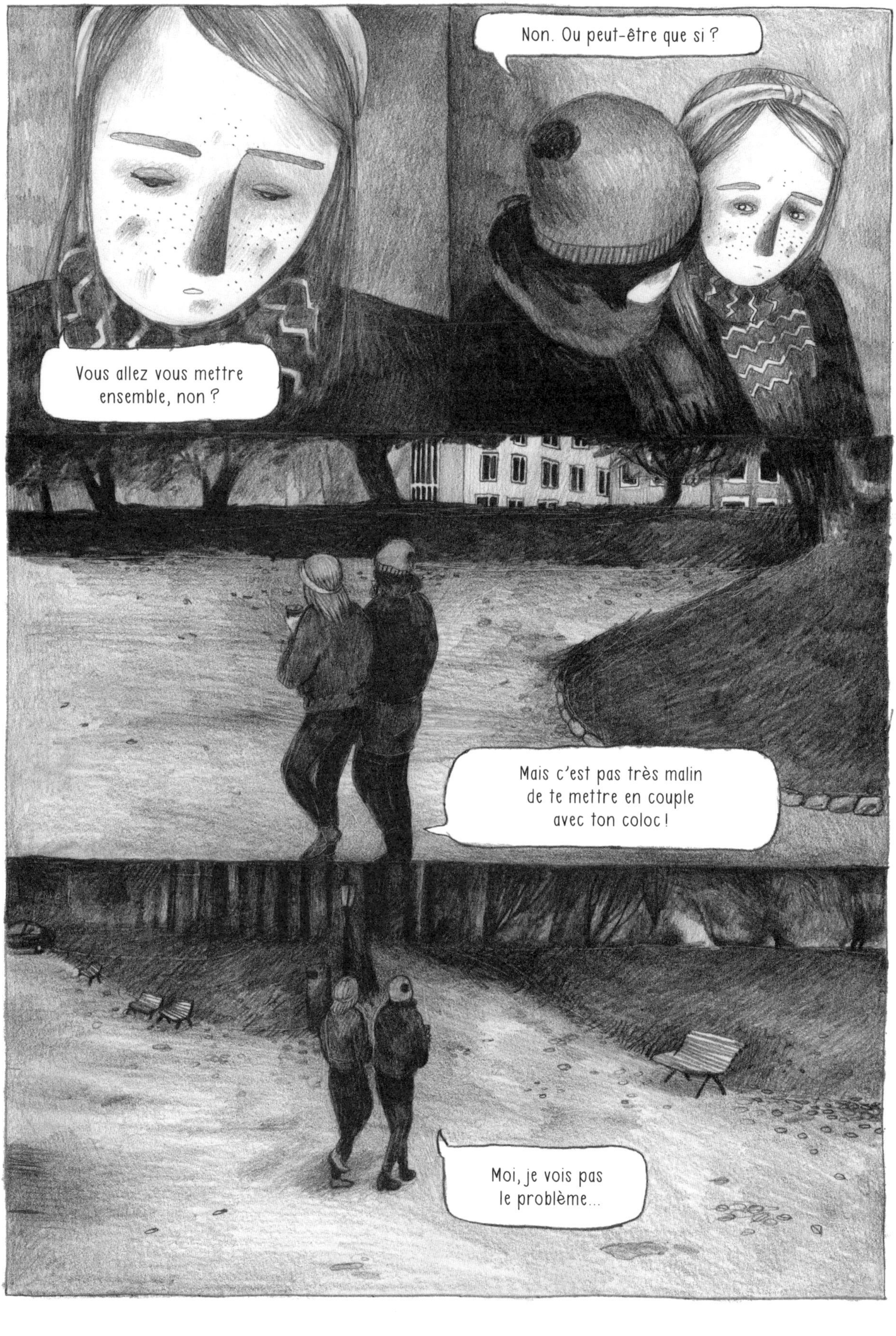
Vous allez vous mettre ensemble, non ?
Non. Ou peut-être que si ?
Mais c'est pas très malin de te mettre en couple avec ton coloc !
Moi, je vois pas le problème...

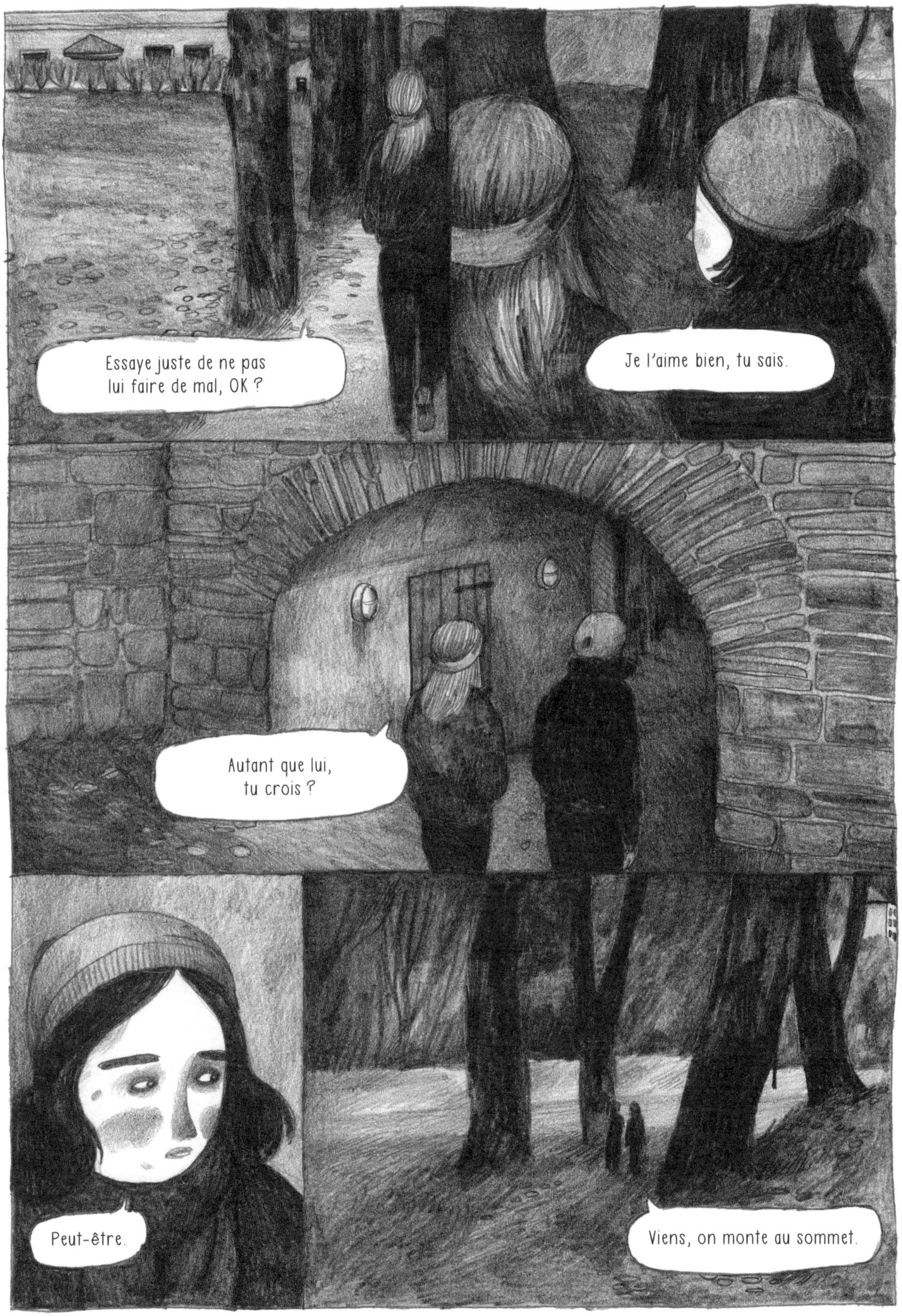
Essaye juste de ne pas lui faire de mal, OK ?
Je l'aime bien, tu sais.
Autant que lui, tu crois ?
Peut-être.
Viens, on monte au sommet.

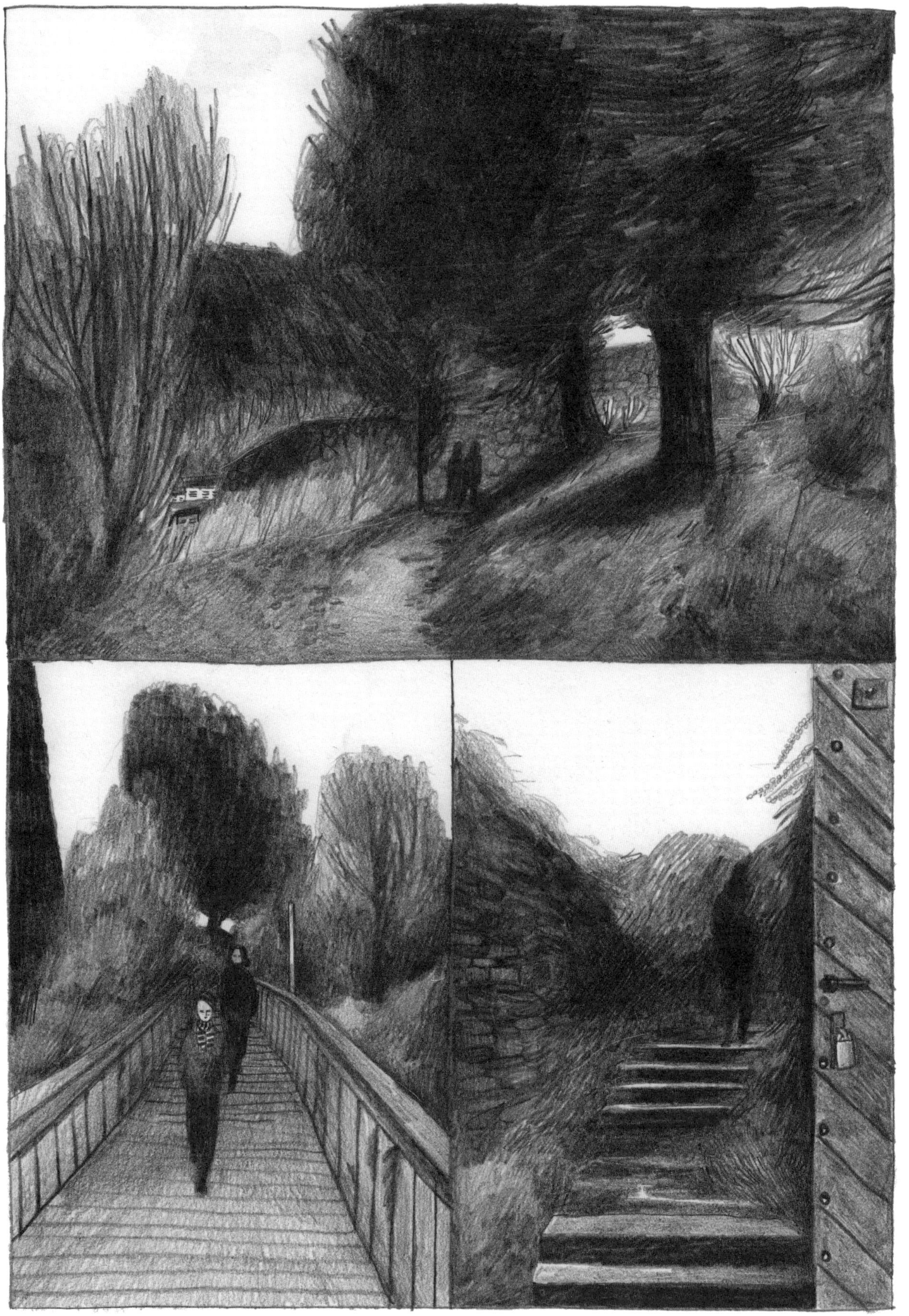

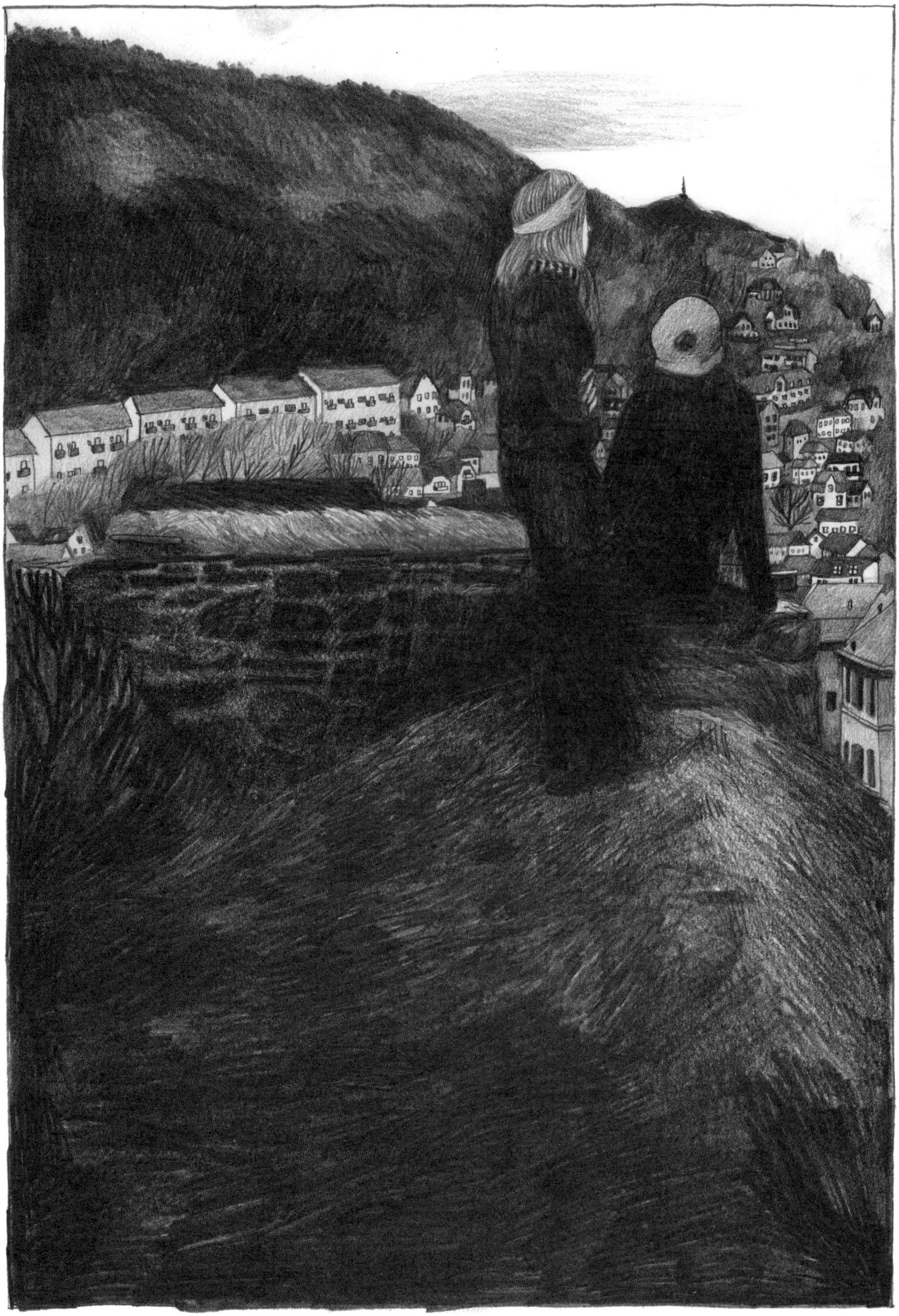

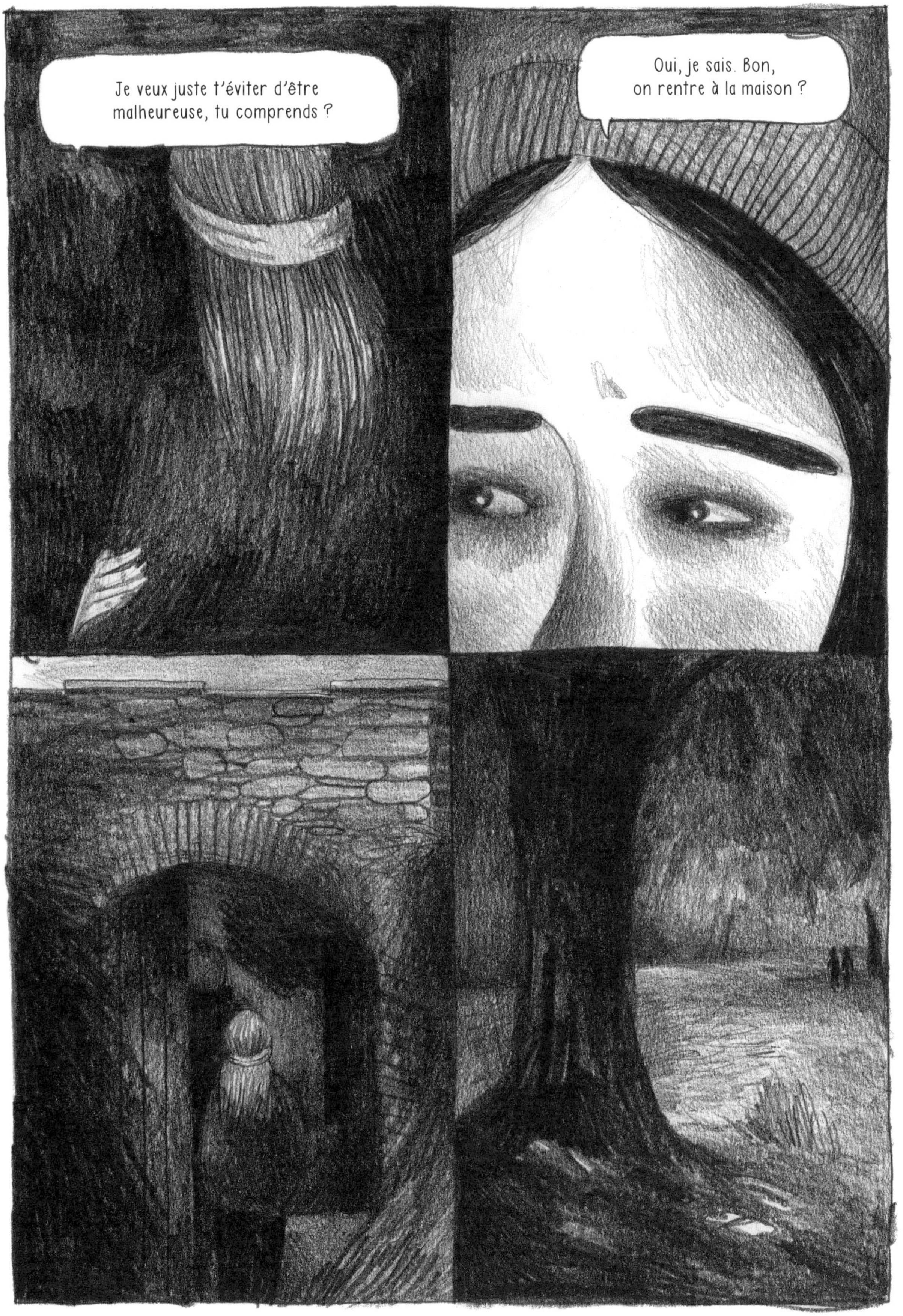
Je veux juste t'éviter d'être malheureuse, tu comprends ?
Oui, je sais. Bon, on rentre à la maison ?

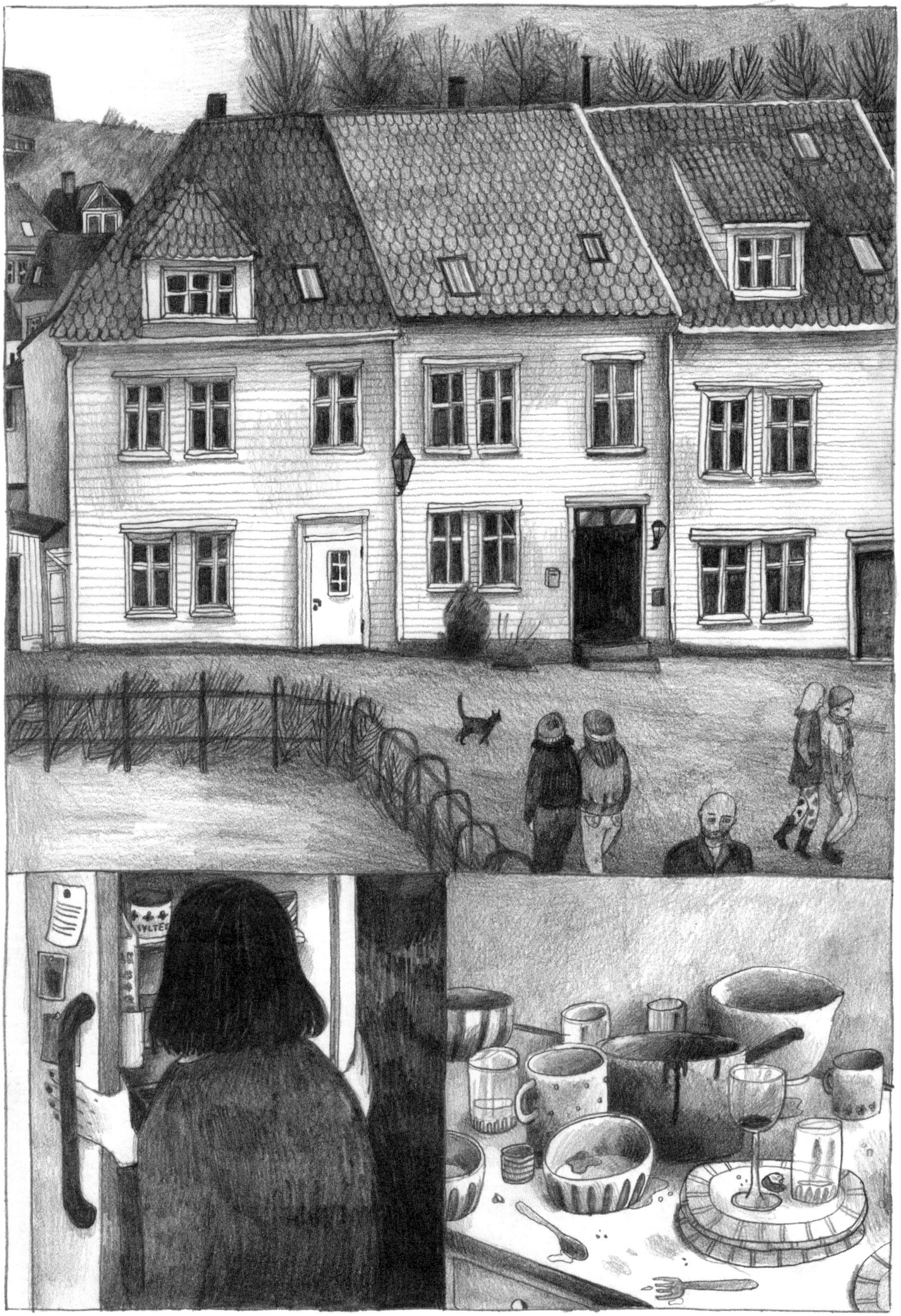

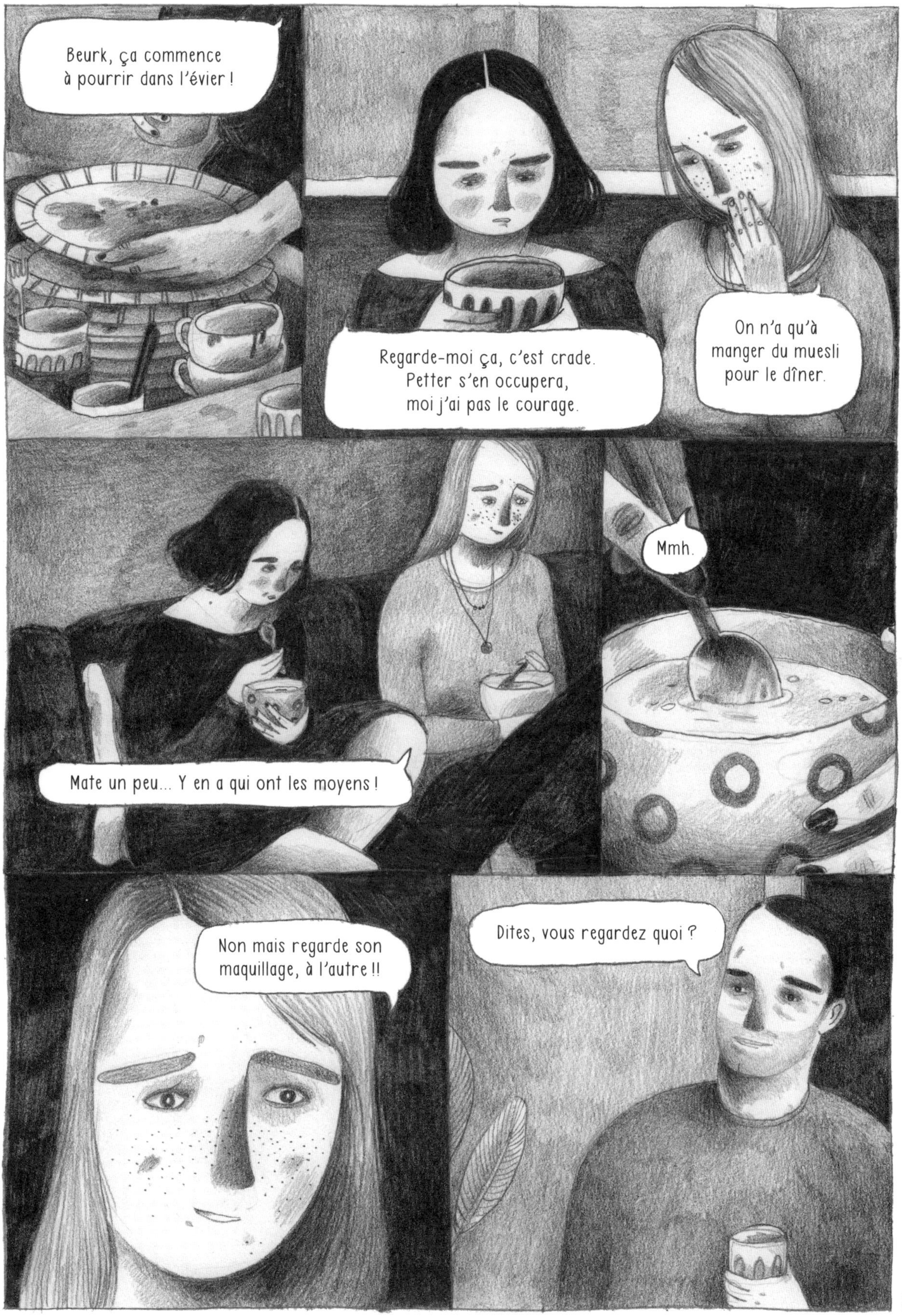
Beurk, ça commence à pourrir dans l'évier !
Regarde-moi ça, c'est crade. Petter s'en occupera, moi j'ai pas le courage.
On n'a qu'à manger du muesli pour le dîner.
Mate un peu... Y en a qui ont les moyens !
Mmh.
Non mais regarde son maquillage, à l'autre !!
Dites, vous regardez quoi ?

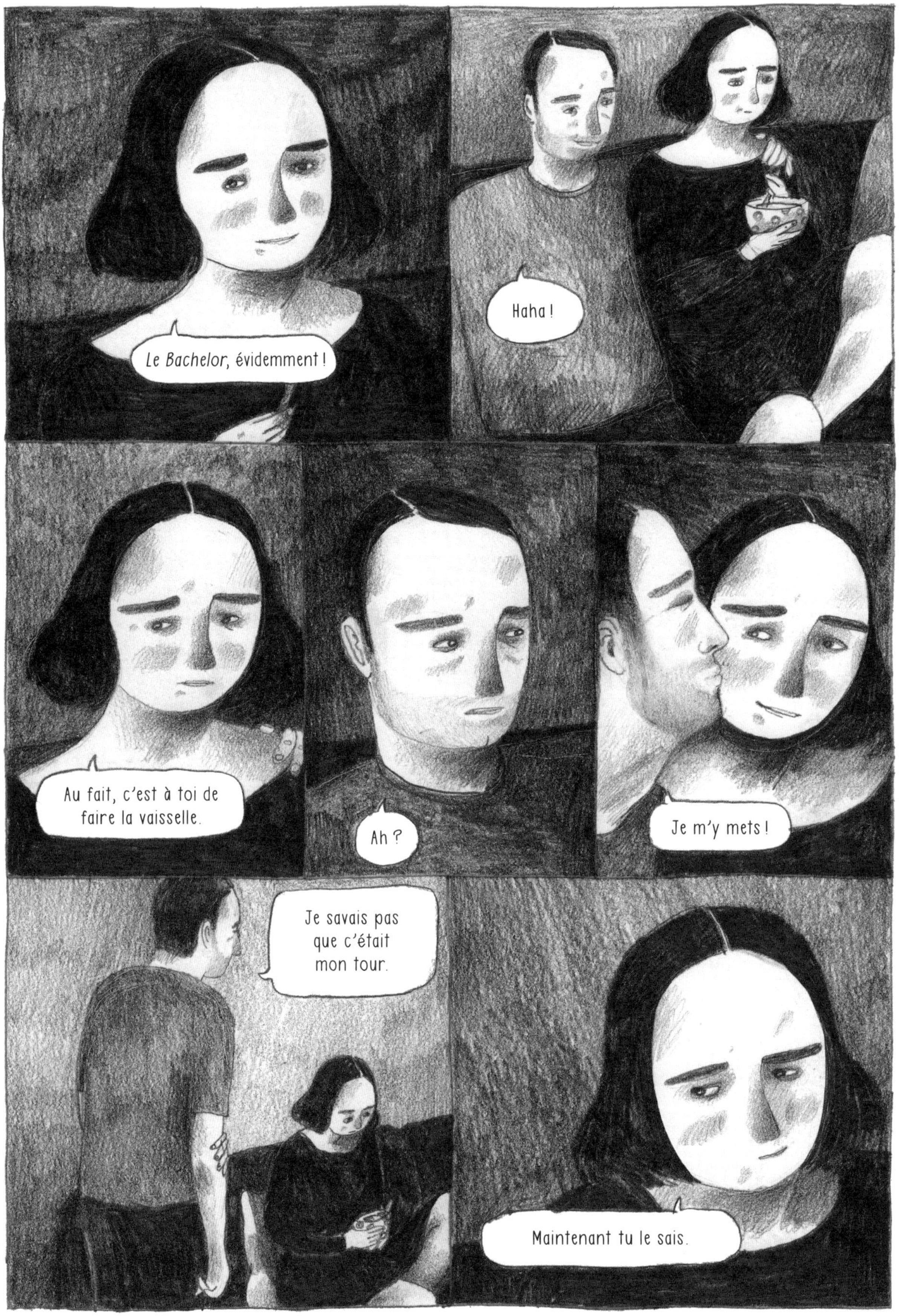
Le Bachelor, évidemment !
Haha !
Au fait, c'est à toi de faire la vaisselle.
Ah ?
Je m'y mets !
Je savais pas que c'était mon tour.
Maintenant tu le sais.

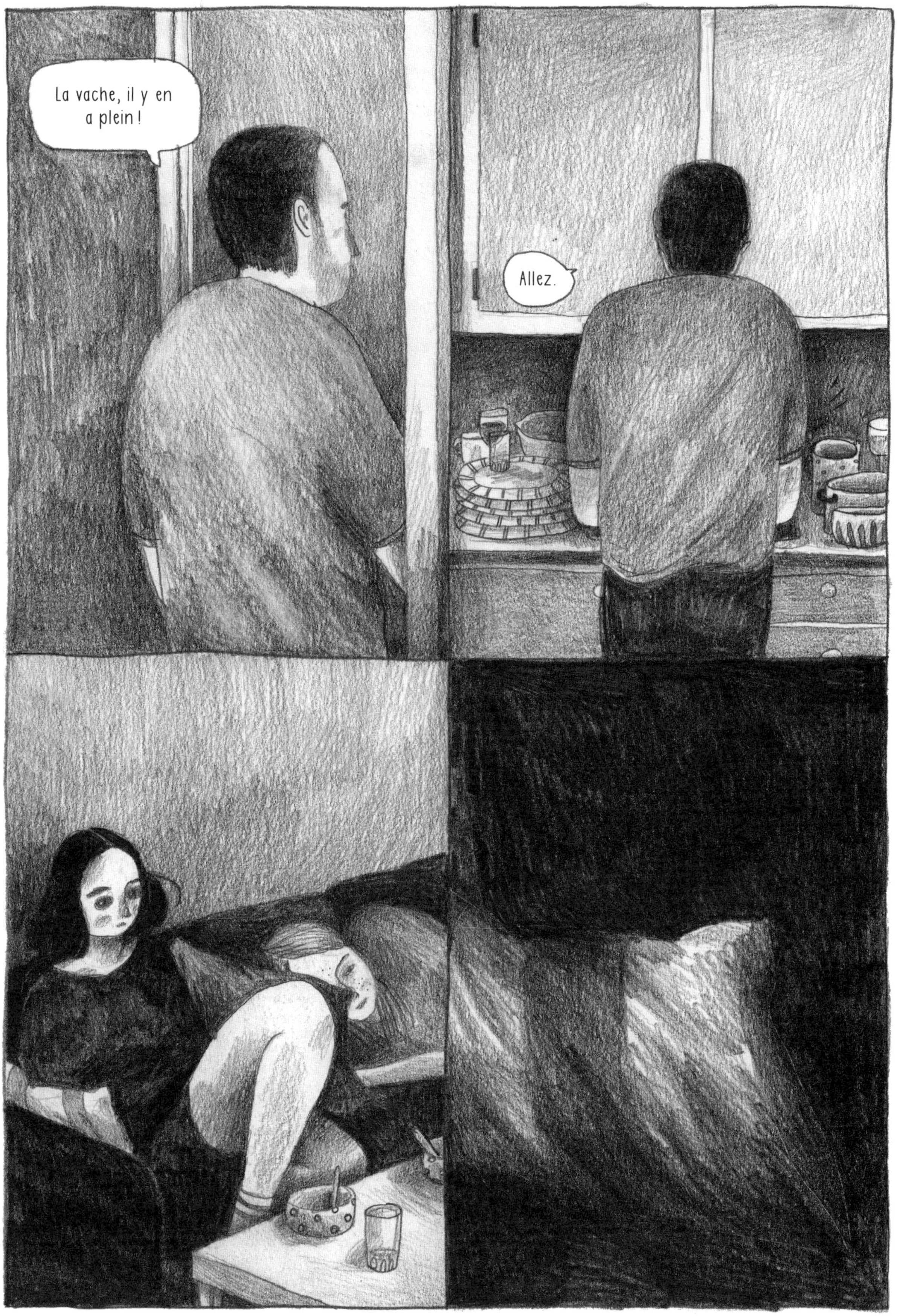
La vache, il y en a plein !
Allez.

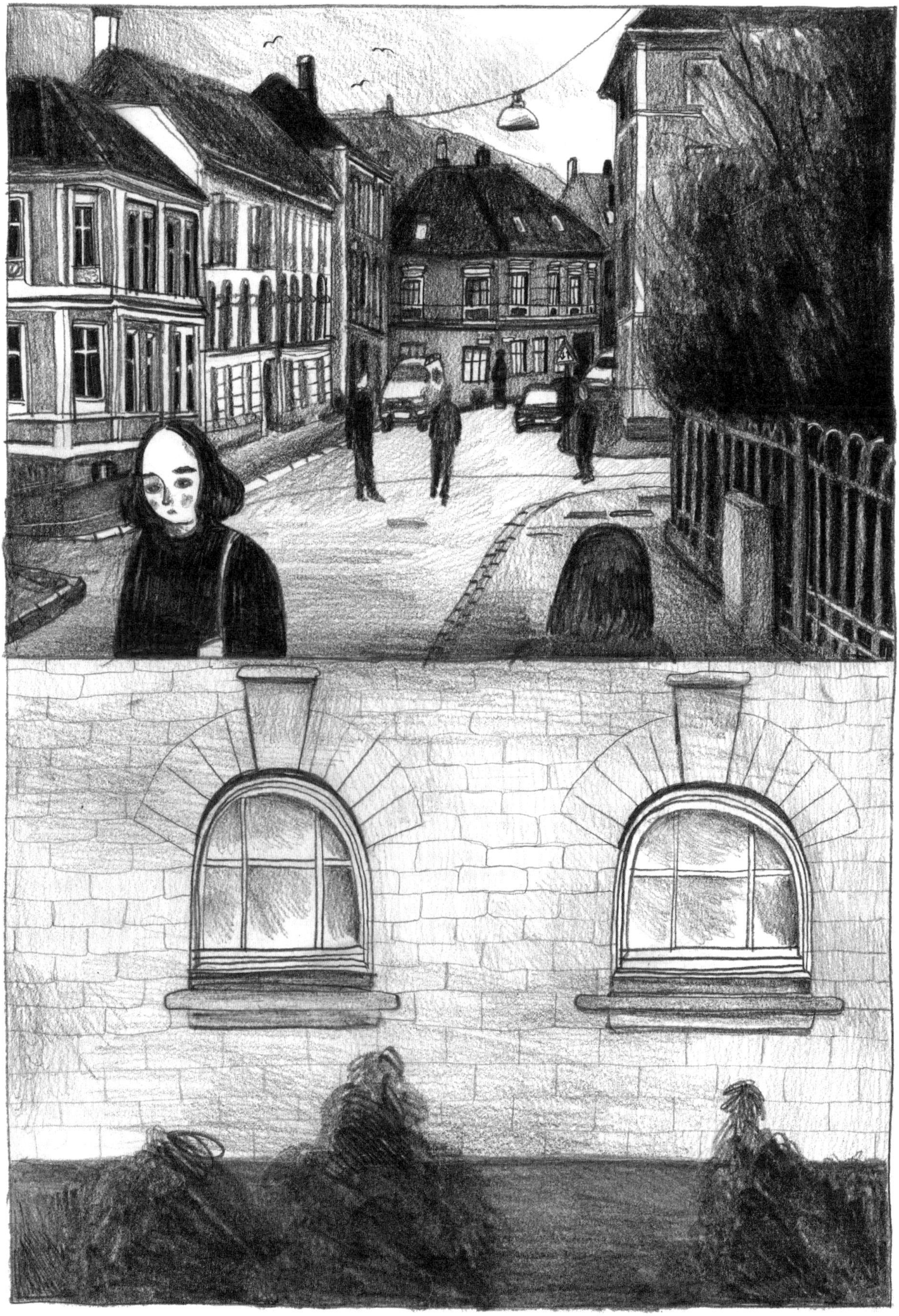

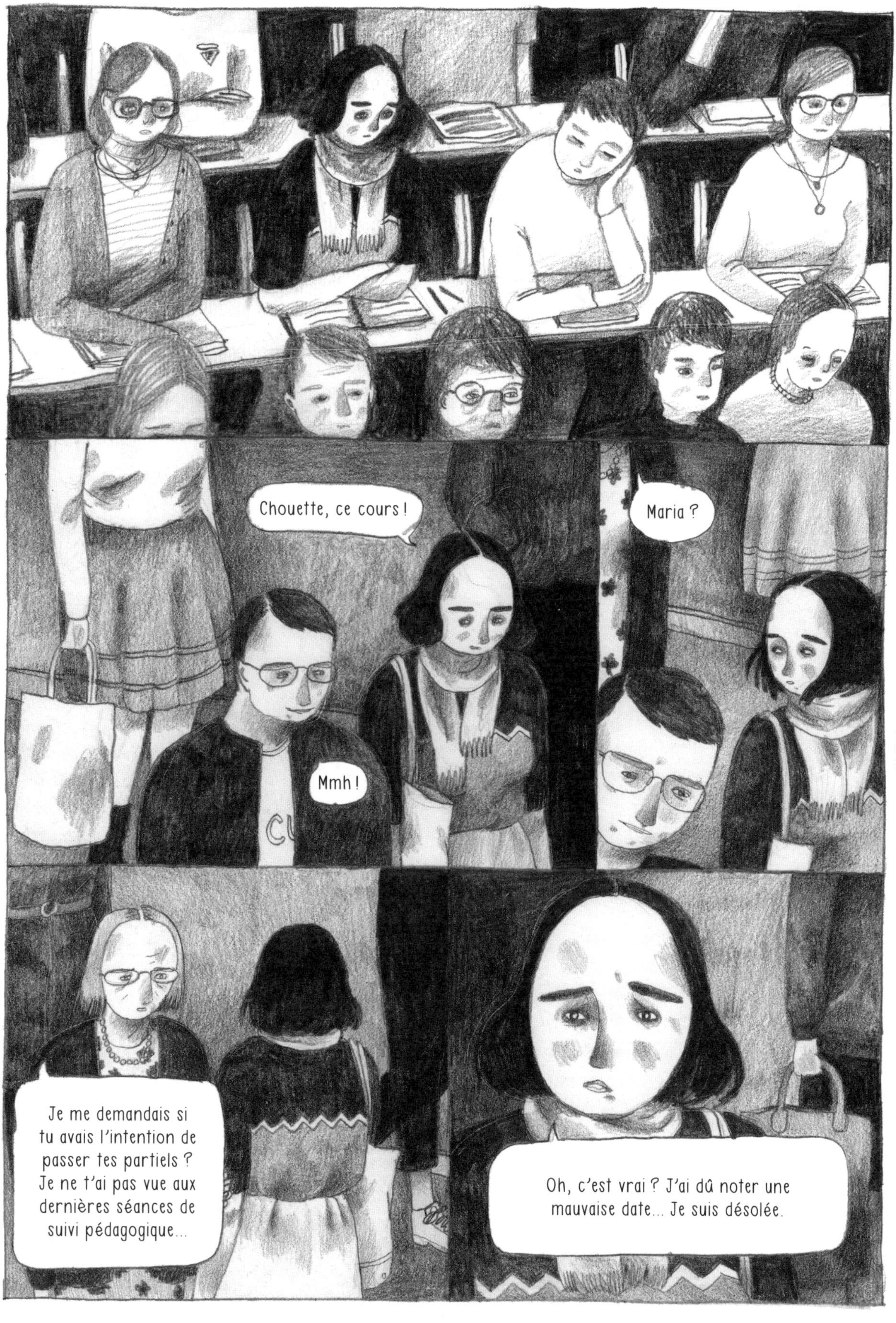
Chouette, ce cours !
Mmh !
Maria ?
Je me demandais si tu avais l'intention de passer tes partiels ? Je ne t'ai pas vue aux dernières séances de suivi pédagogique...
Oh, c'est vrai ? J'ai dû noter une mauvaise date... Je suis désolée.

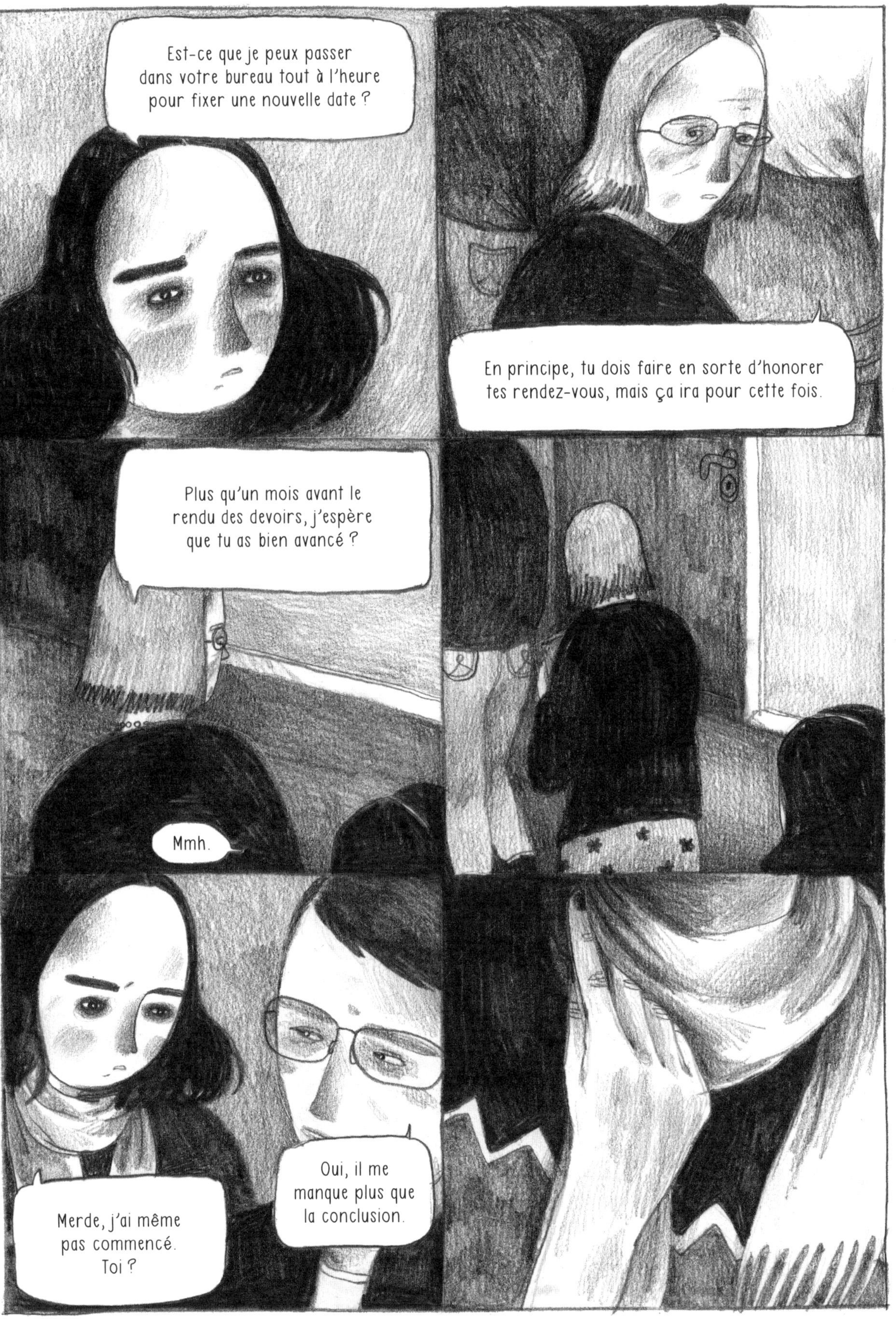
Est-ce que je peux passer dans votre bureau tout à l'heure pour fixer une nouvelle date ?
En principe, tu dois faire en sorte d'honorer tes rendez-vous, mais ça ira pour cette fois.
Plus qu'un mois avant le rendu des devoirs, j'espère que tu as bien avancé ?
Mmh.
Merde, j'ai même pas commencé. Toi ?
Oui, il me manque plus que la conclusion.

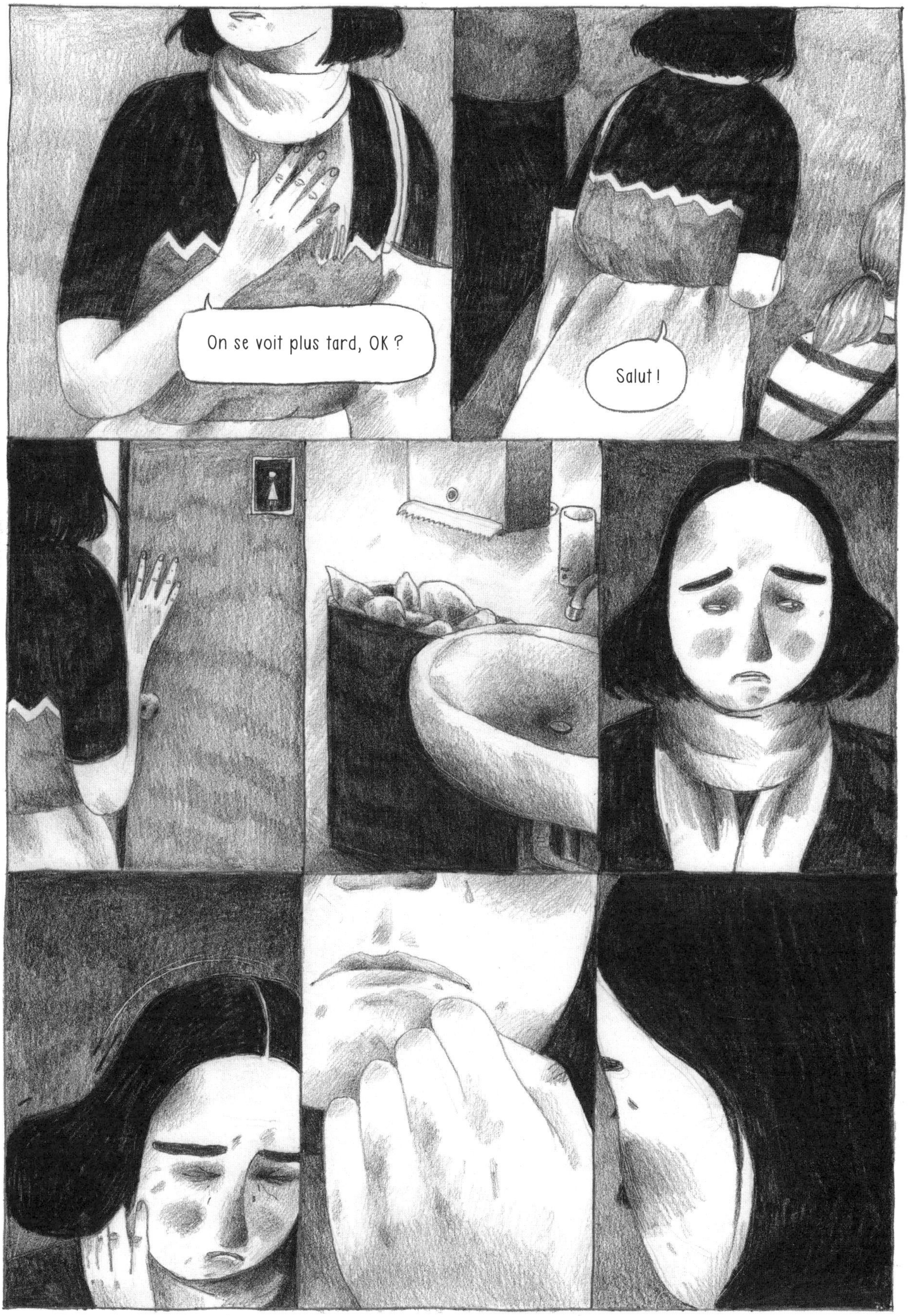
On se voit plus tard, OK ?
Salut !

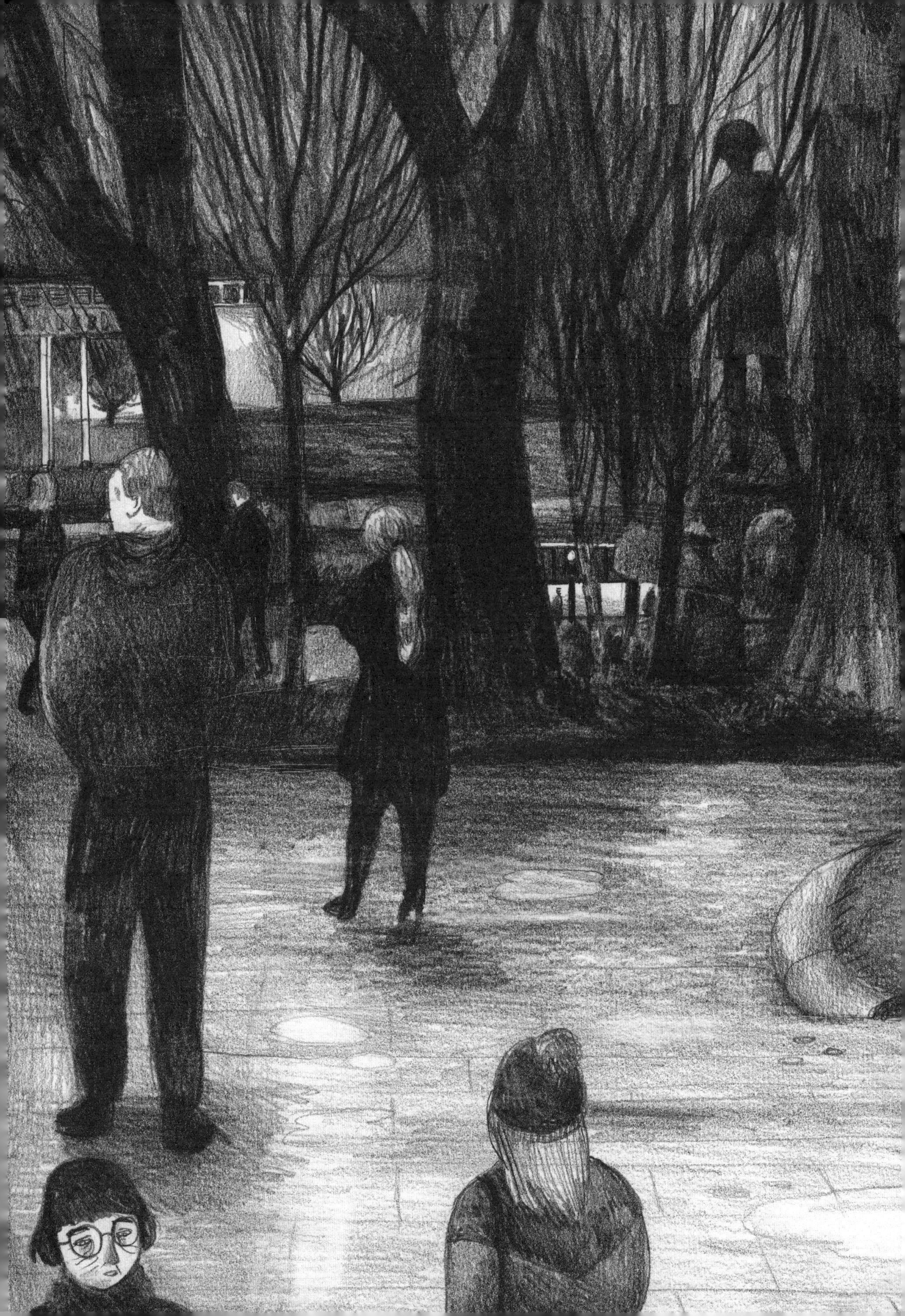

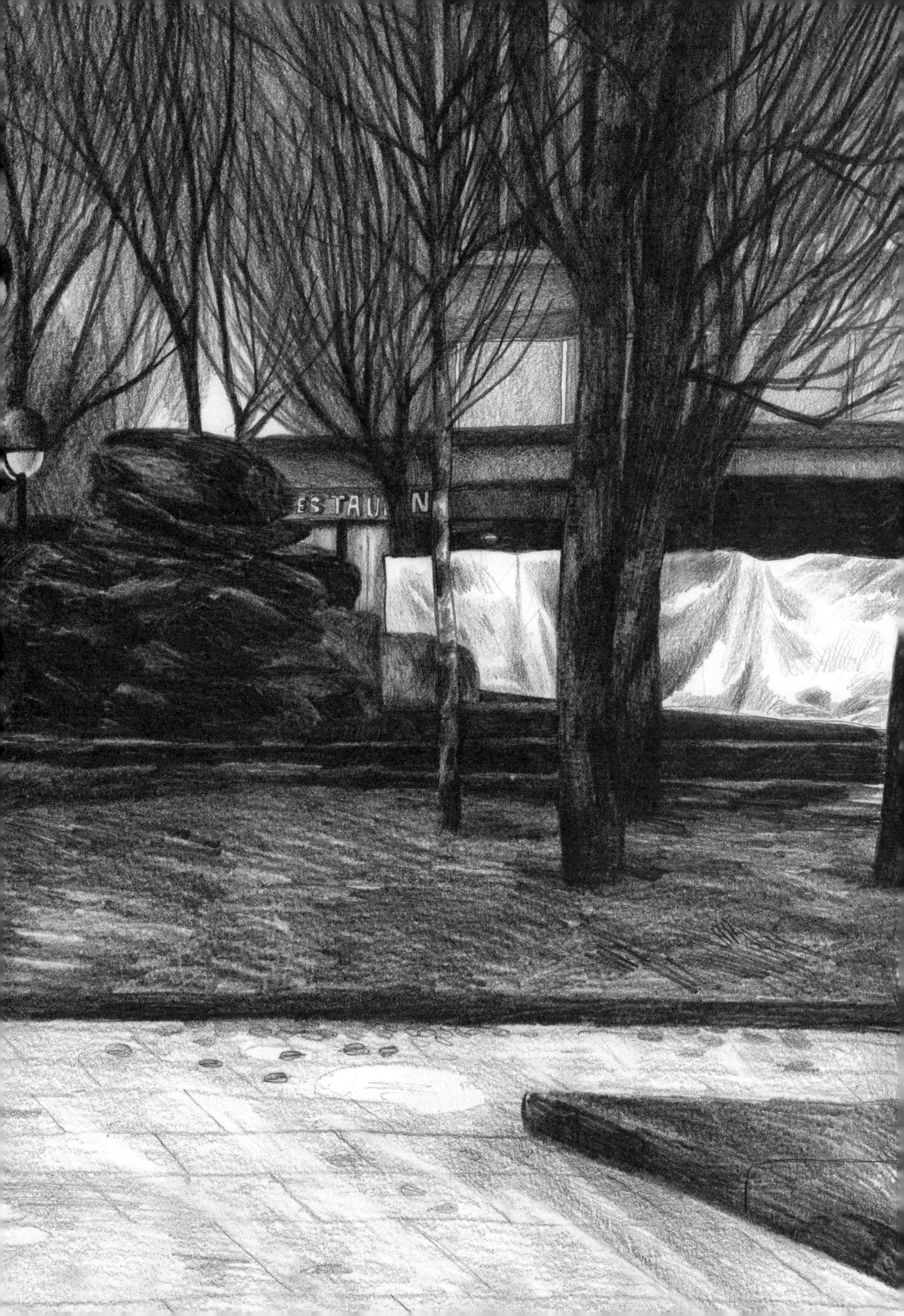

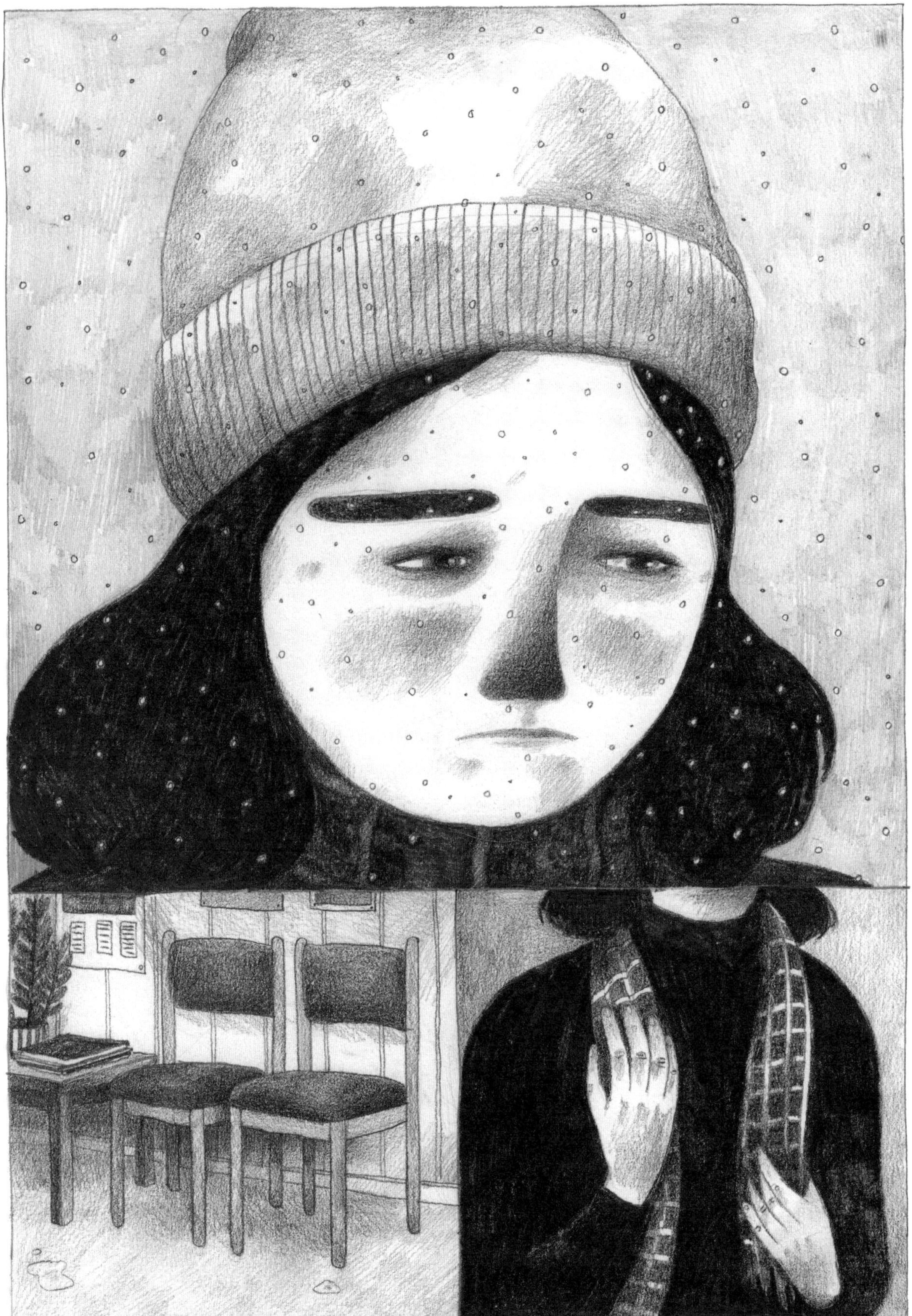

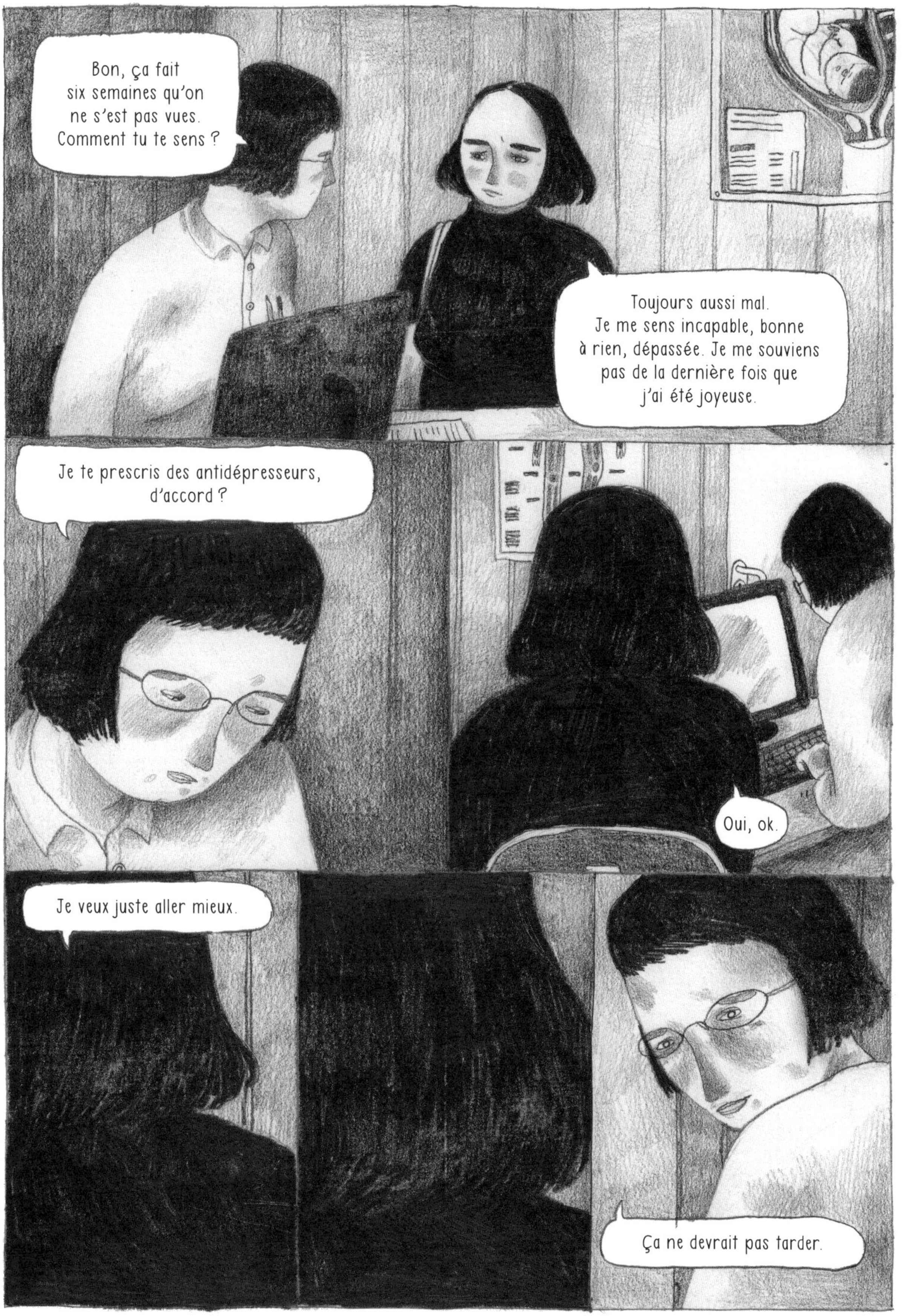

Bon, ça fait six semaines qu'on ne s'est pas vues. Comment tu te sens ?
Toujours aussi mal. Je me sens incapable, bonne à rien, dépassée. Je me souviens pas de la dernière fois que j'ai été joyeuse.
Je te prescris des antidépresseurs, d'accord ?
Oui, ok.
Je veux juste aller mieux.
Ça ne devrait pas tarder.

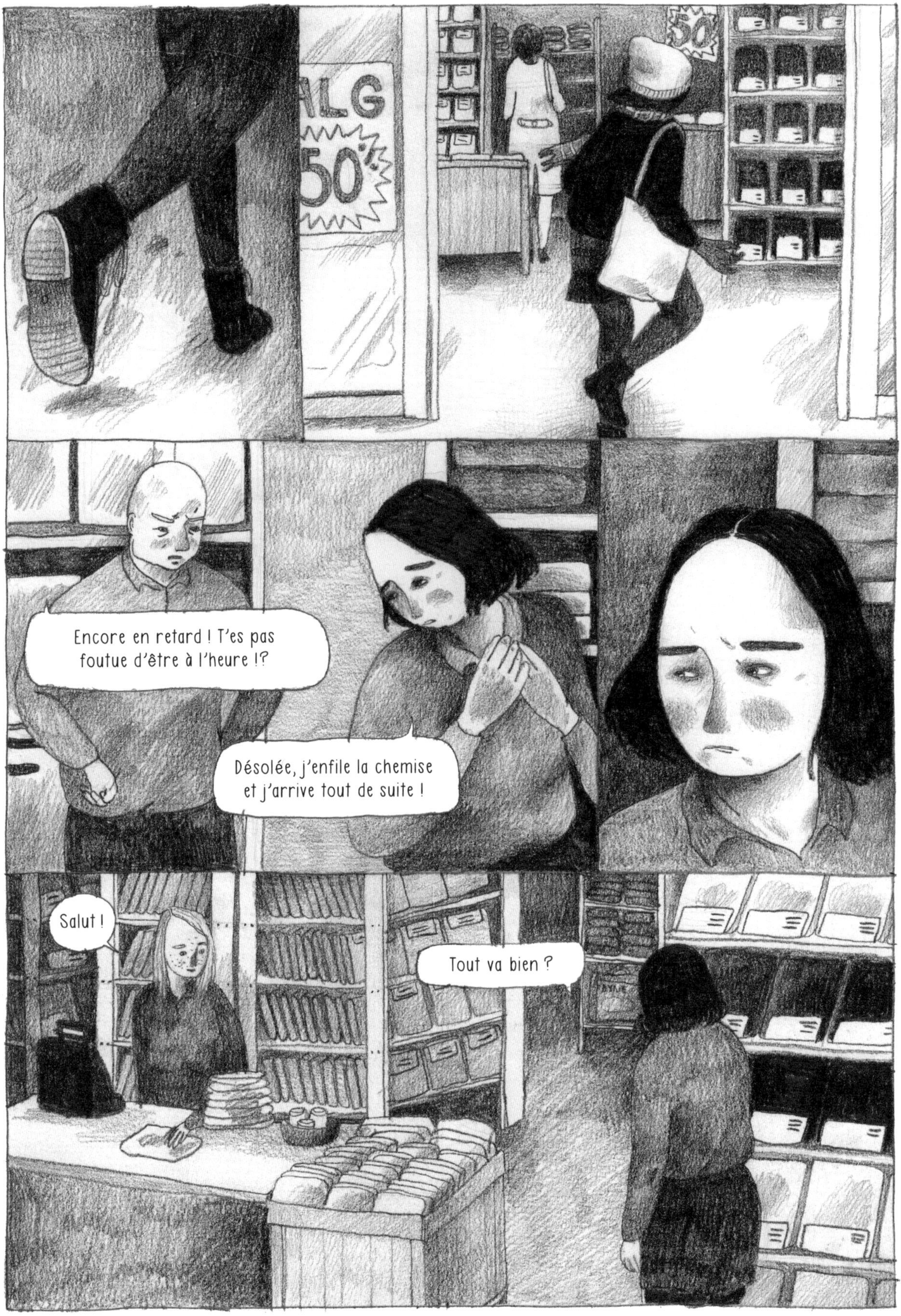
ALG
50%
50
Encore en retard ! T'es pas foutue d'être à l'heure !?
Désolée, j'enfile la chemise et j'arrive tout de suite !
Salut !
Tout va bien ?

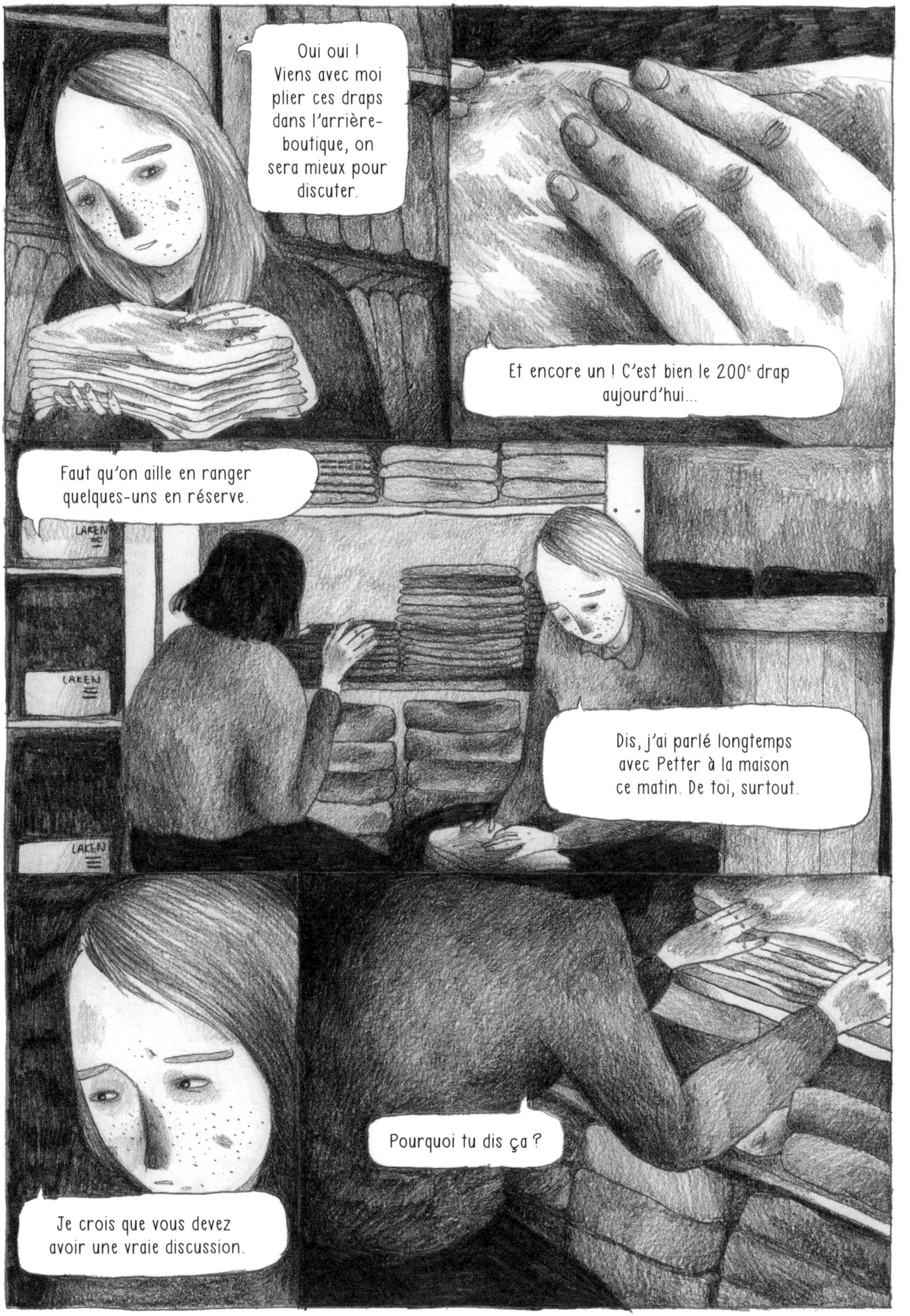
Oui oui ! Viens avec moi plier ces draps dans l'arrière-boutique, on sera mieux pour discuter.
Et encore un ! C'est bien le 200e drap aujourd'hui...
Faut qu'on aille en ranger quelques-uns en réserve.
LAKEN
LAKEN
LAKEN
Dis, j'ai parlé longtemps avec Petter à la maison ce matin. De toi, surtout.
Pourquoi tu dis ça ?
Je crois que vous devez avoir une vraie discussion.

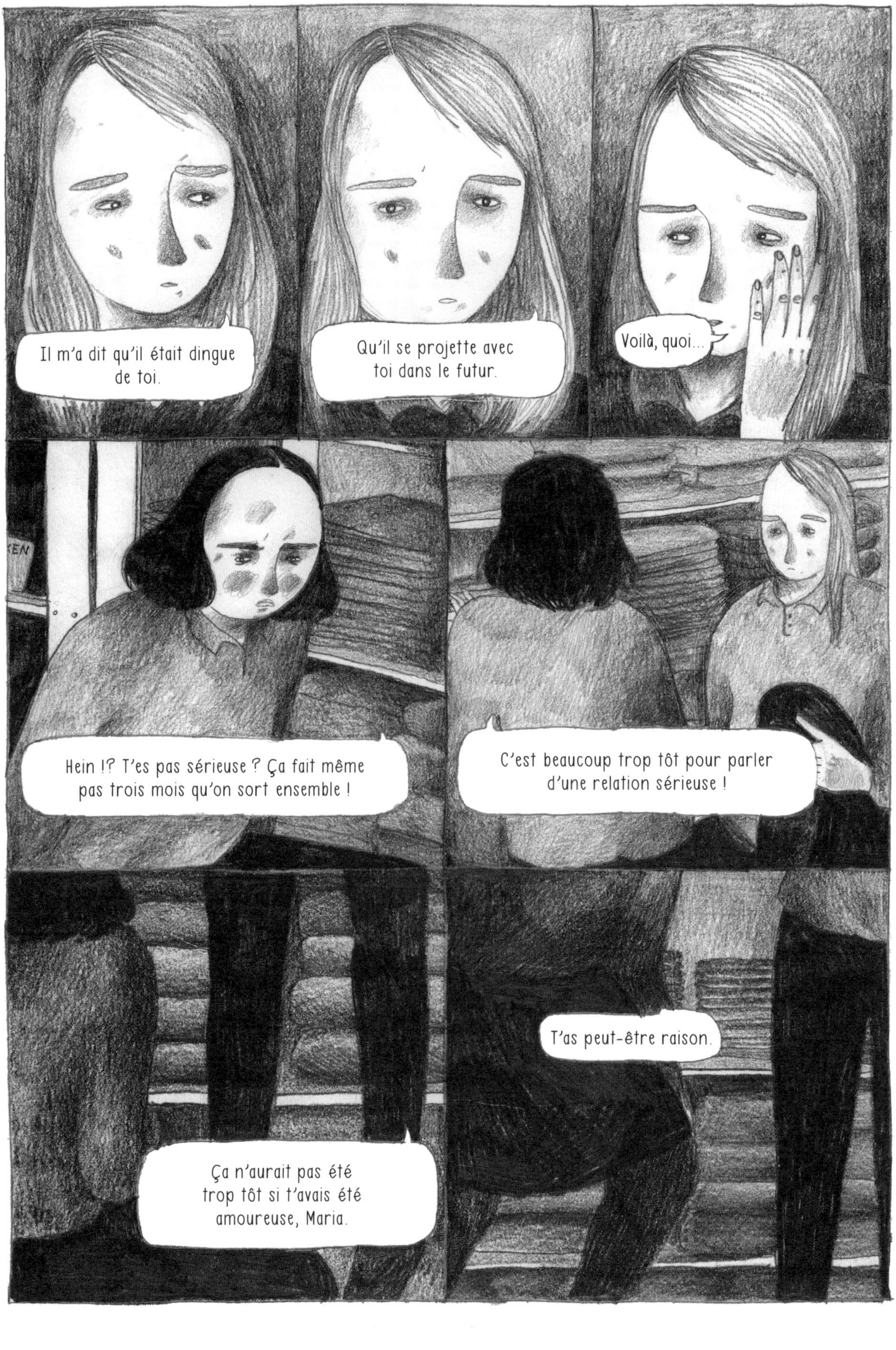
Il m'a dit qu'il était dingue de toi.
Qu'il se projette avec toi dans le futur.
Voilà, quoi...
Hein !? T'es pas sérieuse ? Ça fait même pas trois mois qu'on sort ensemble !
C'est beaucoup trop tôt pour parler d'une relation sérieuse !
Ça n'aurait pas été trop tôt si t'avais été amoureuse, Maria.
T'as peut-être raison.

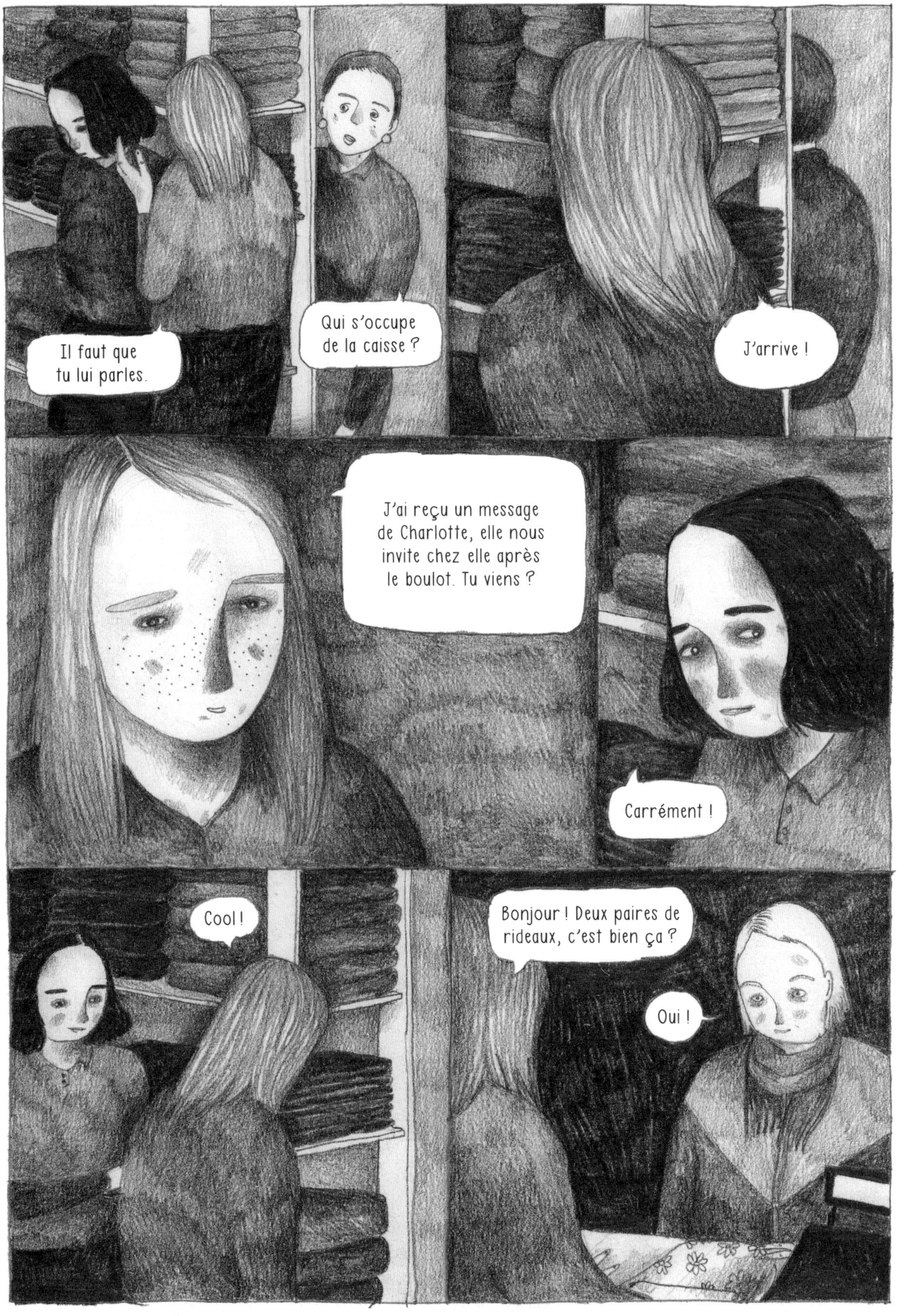
Il faut que tu lui parles.
Qui s'occupe de la caisse ?
J'arrive !
J'ai reçu un message de Charlotte, elle nous invite chez elle après le boulot. Tu viens ?
Carrément !
Cool !
Bonjour ! Deux paires de rideaux, c'est bien ça ?
Oui !

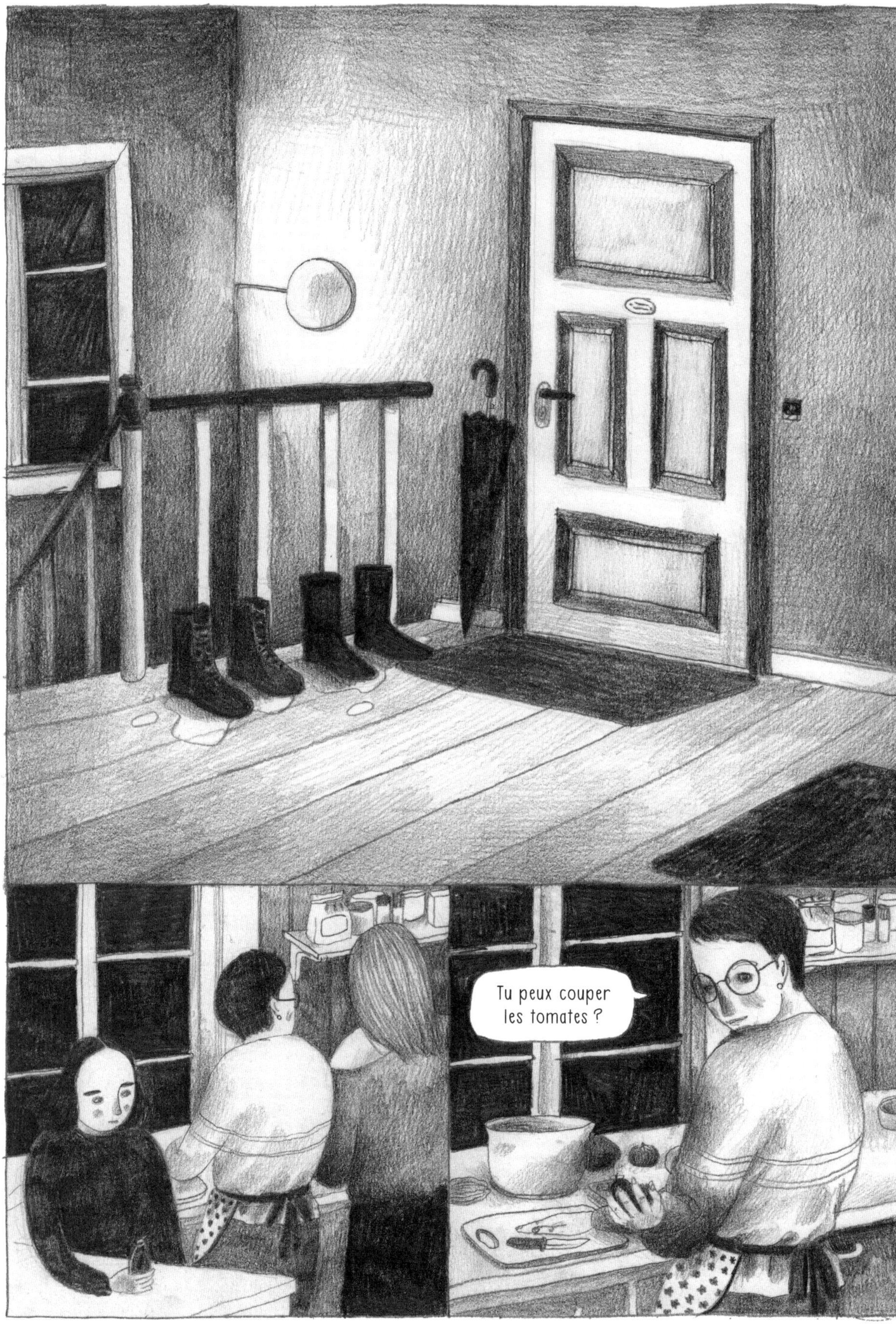
Tu peux couper les tomates ?

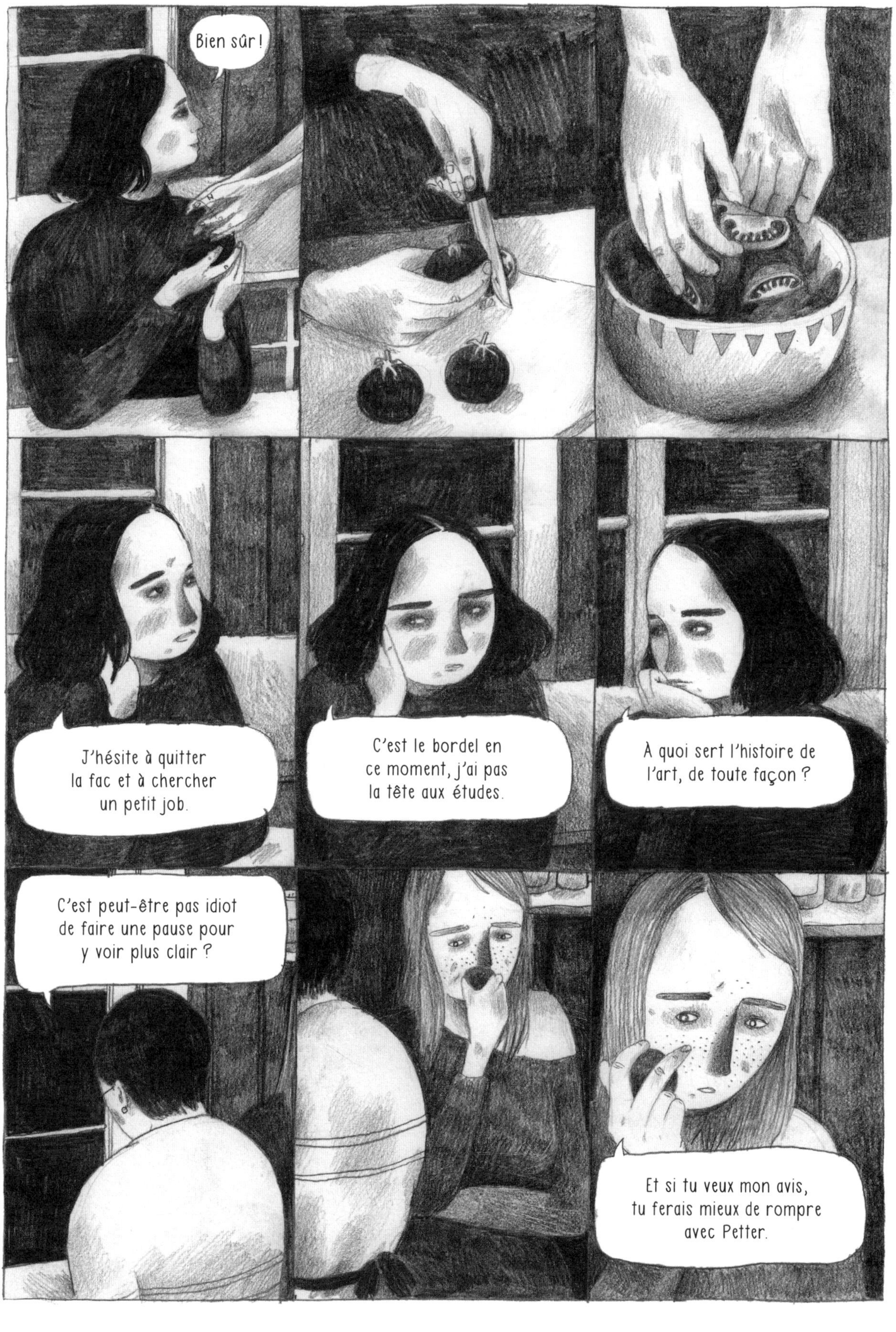
Bien sûr !
J'hésite à quitter la fac et à chercher un petit job.
C'est le bordel en ce moment, j'ai pas la tête aux études.
À quoi sert l'histoire de l'art, de toute façon ?
C'est peut-être pas idiot de faire une pause pour y voir plus clair ?
Et si tu veux mon avis, tu ferais mieux de rompre avec Petter.

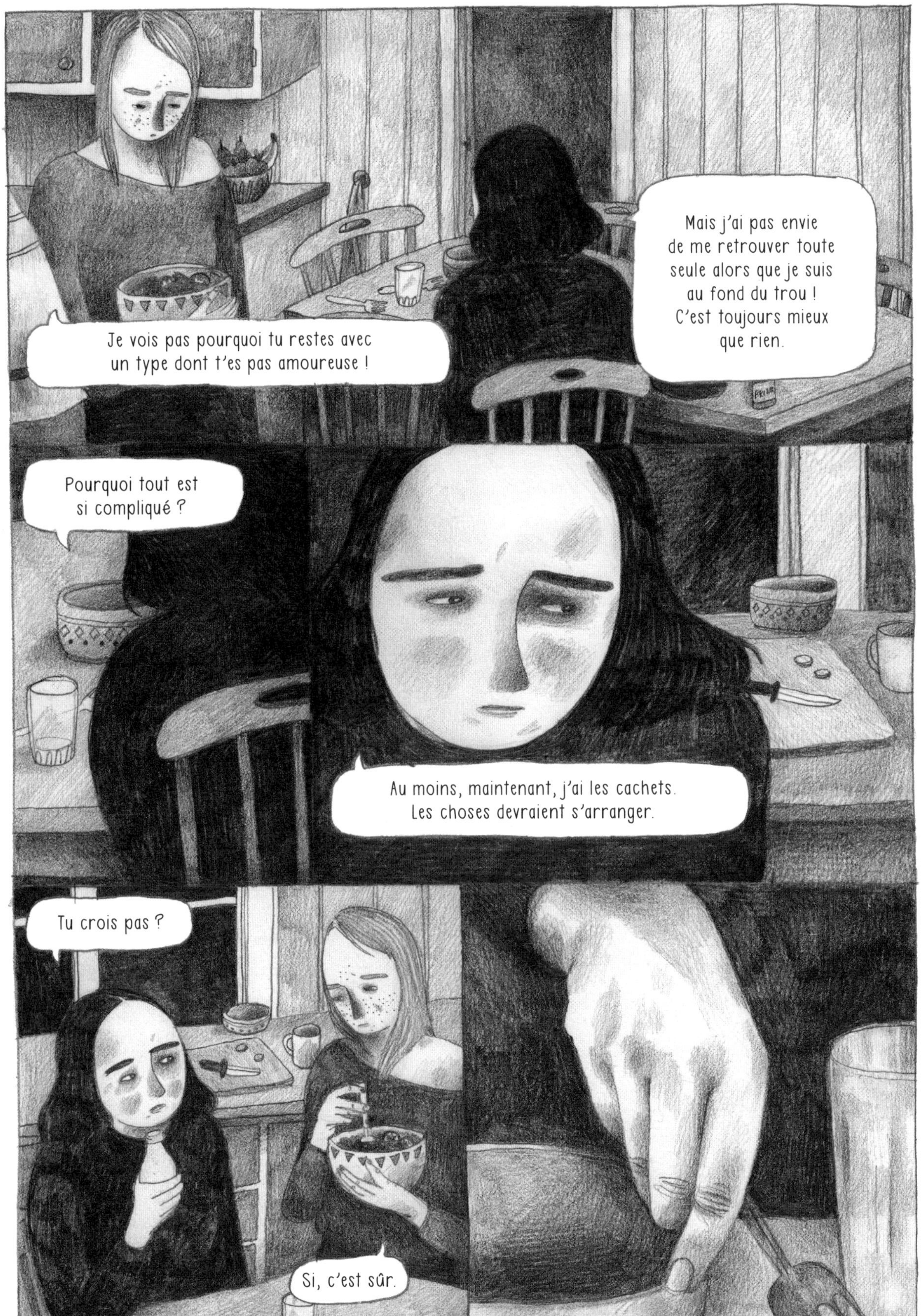
Je vois pas pourquoi tu restes avec un type dont t'es pas amoureuse !
Mais j'ai pas envie de me retrouver toute seule alors que je suis au fond du trou ! C'est toujours mieux que rien.
Pourquoi tout est si compliqué ?
Au moins, maintenant, j'ai les cachets. Les choses devraient s'arranger.
Tu crois pas ?
Si, c'est sûr.

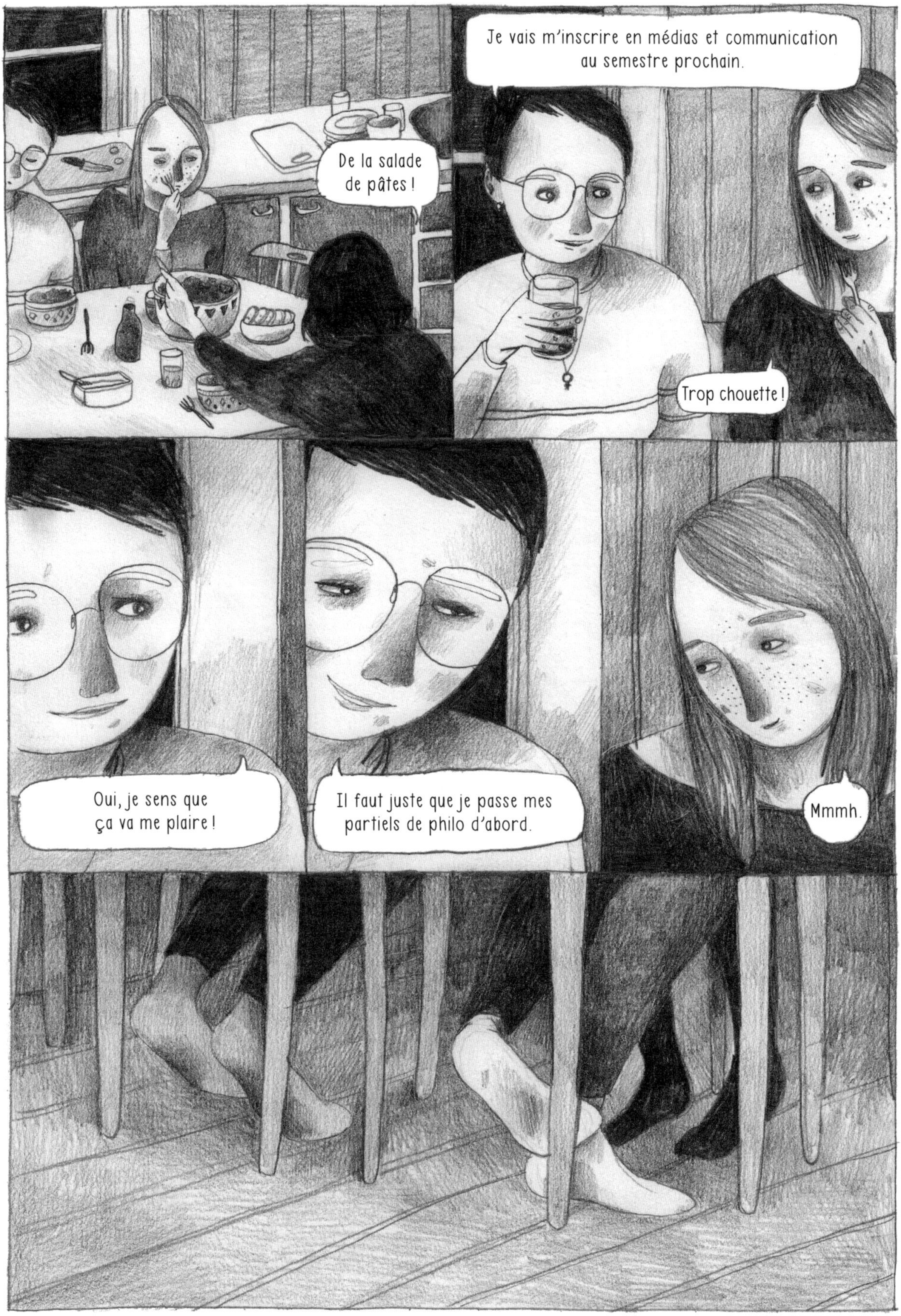
De la salade de pâtes !
Je vais m'inscrire en médias et communication au semestre prochain.
Trop chouette !
Oui, je sens que ça va me plaire !
Il faut juste que je passe mes partiels de philo d'abord.
Mmmh.

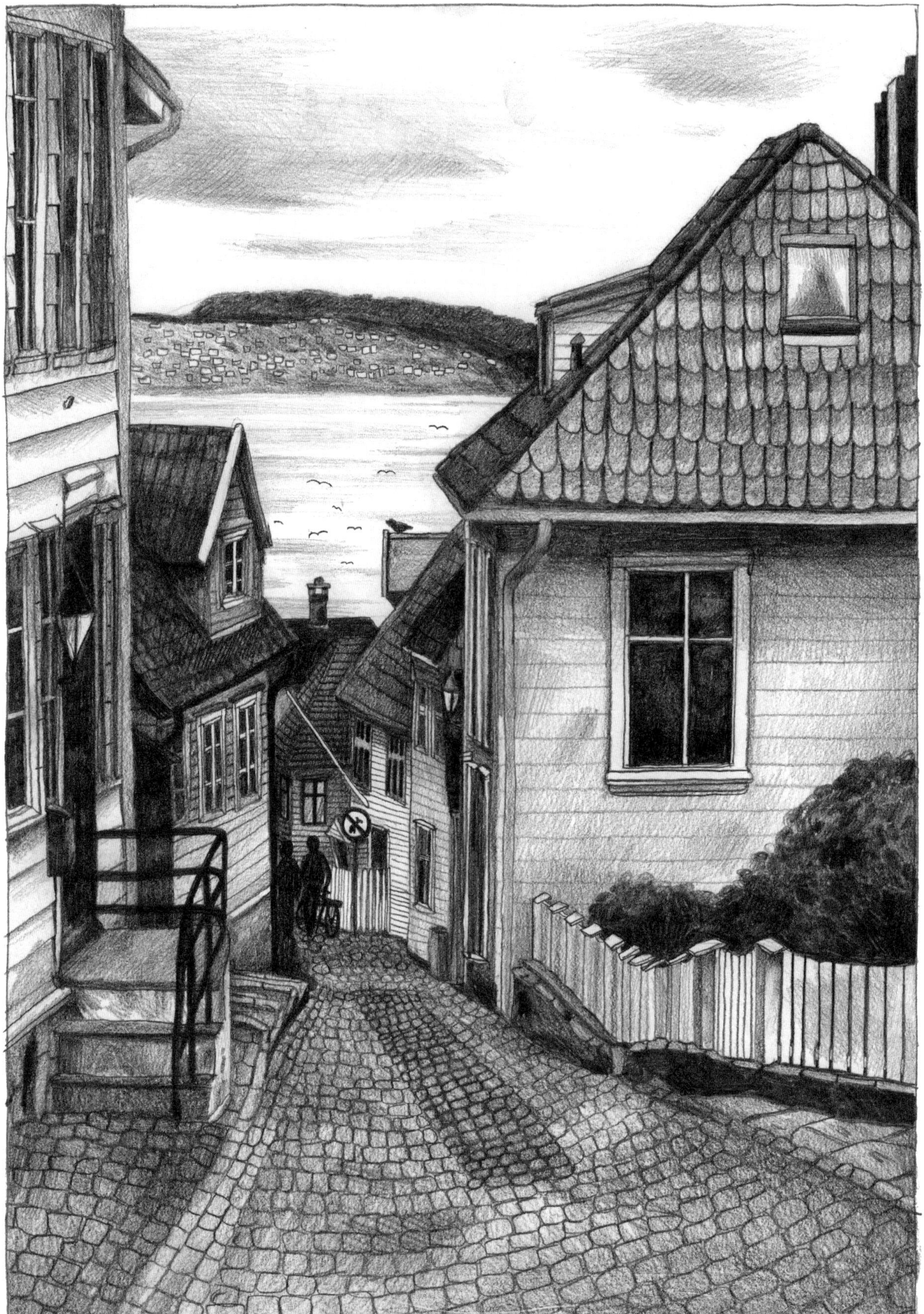

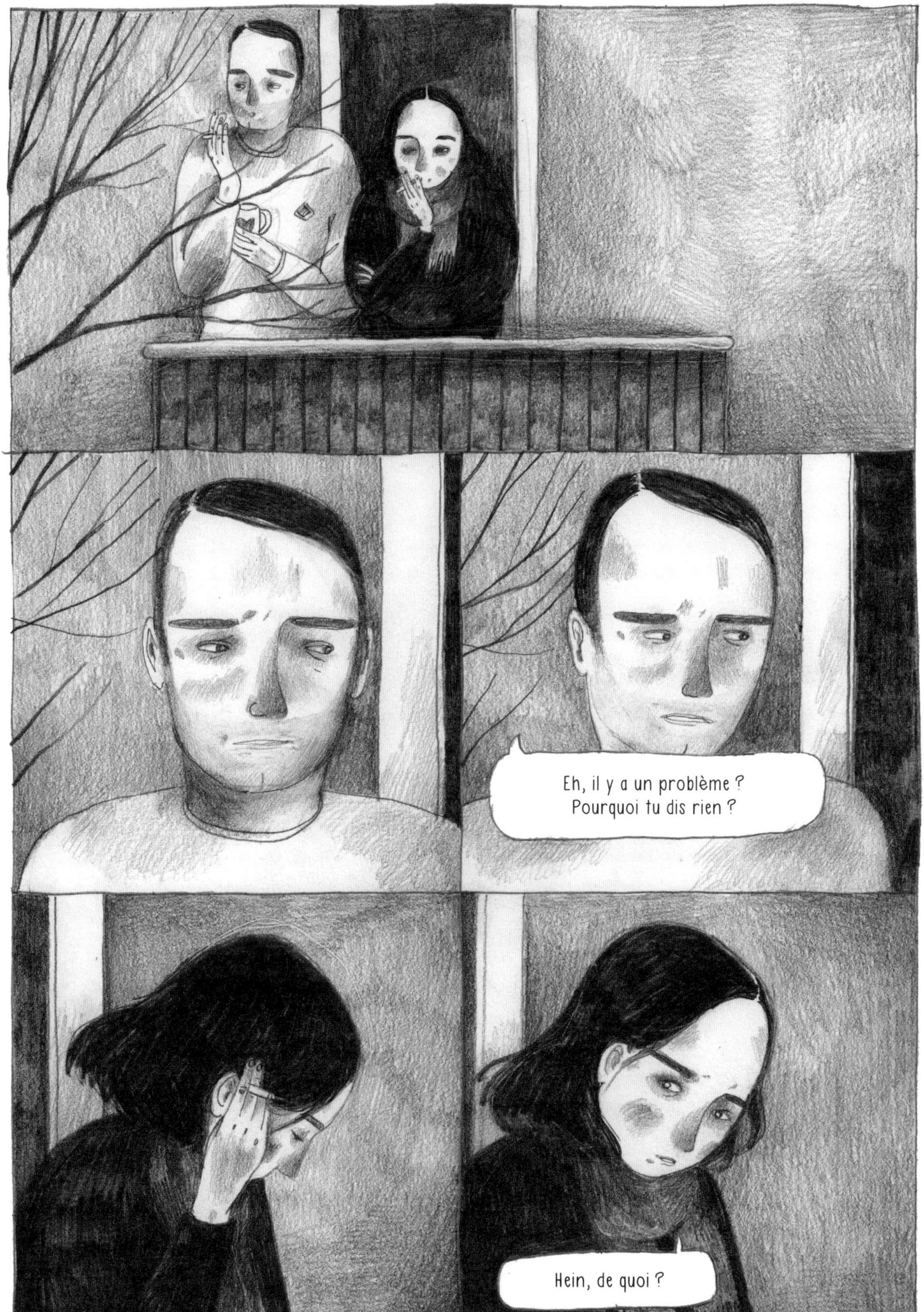
Eh, il y a un problème ?
Pourquoi tu dis rien ?
Hein, de quoi ?

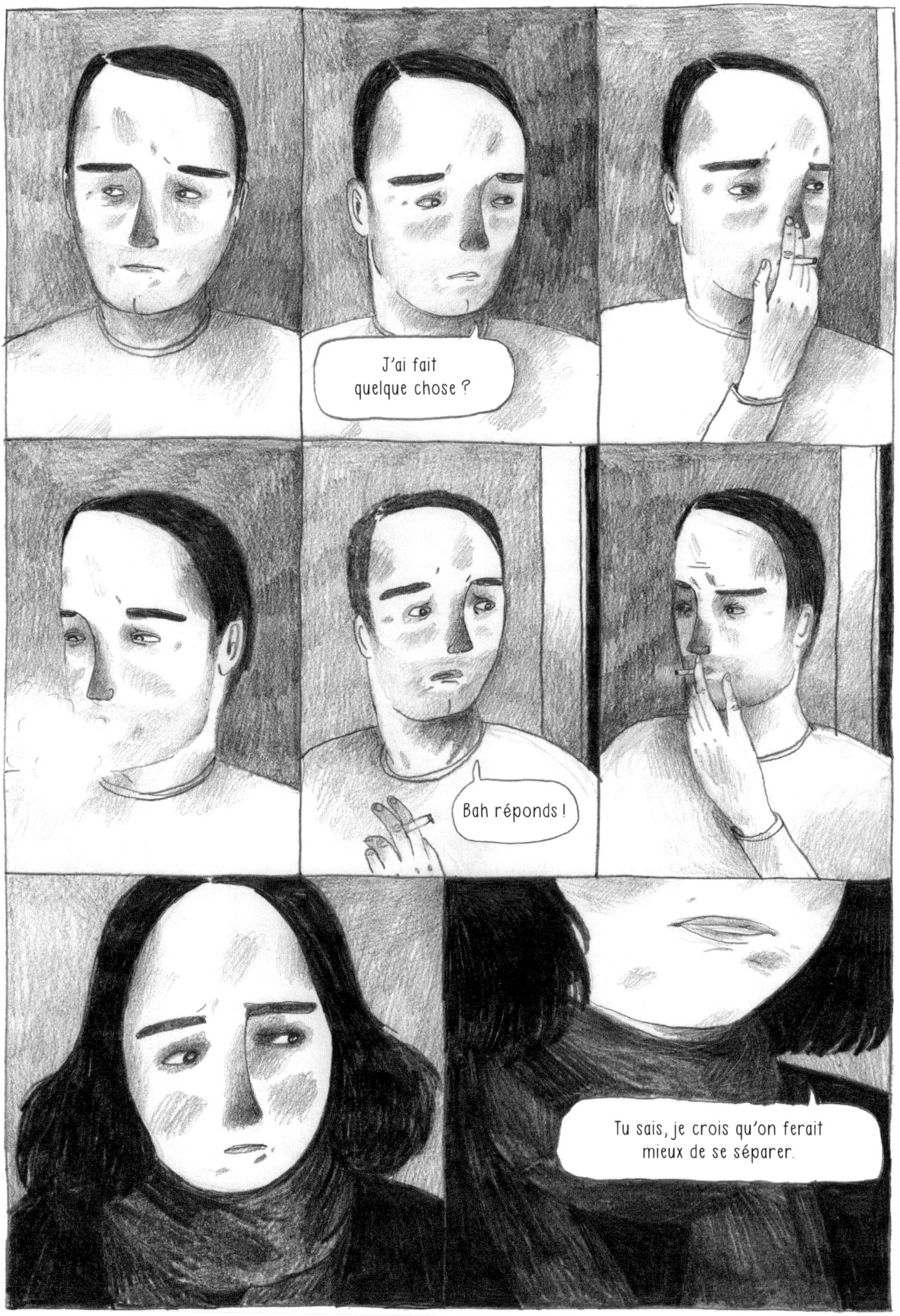
J'ai fait quelque chose ?
Bah réponds !
Tu sais, je crois qu'on ferait mieux de se séparer.

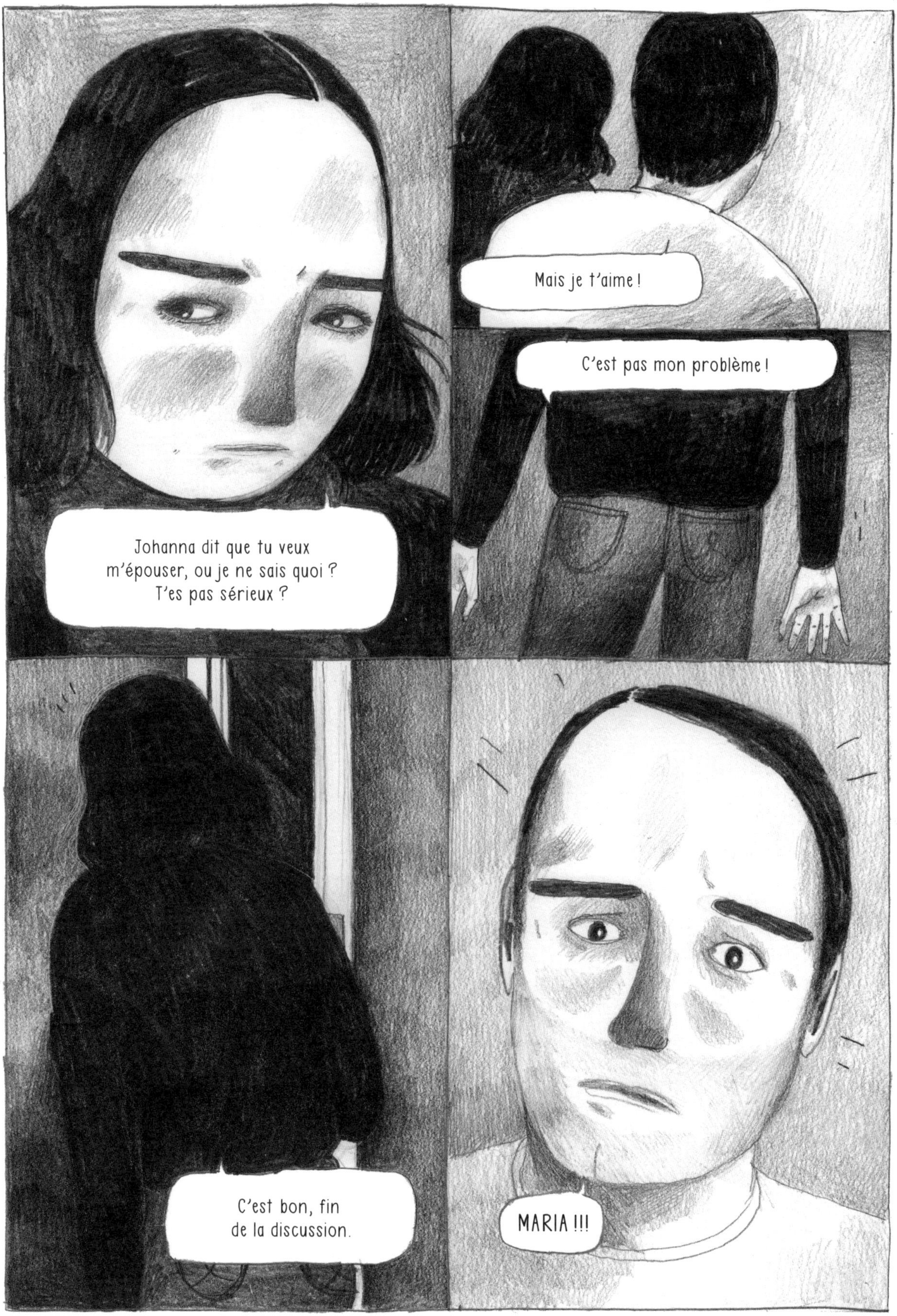
Johanna dit que tu veux m'épouser, ou je ne sais quoi ? T'es pas sérieux ?
Mais je t'aime !
C'est pas mon problème !
C'est bon, fin de la discussion.
MARIA !!!

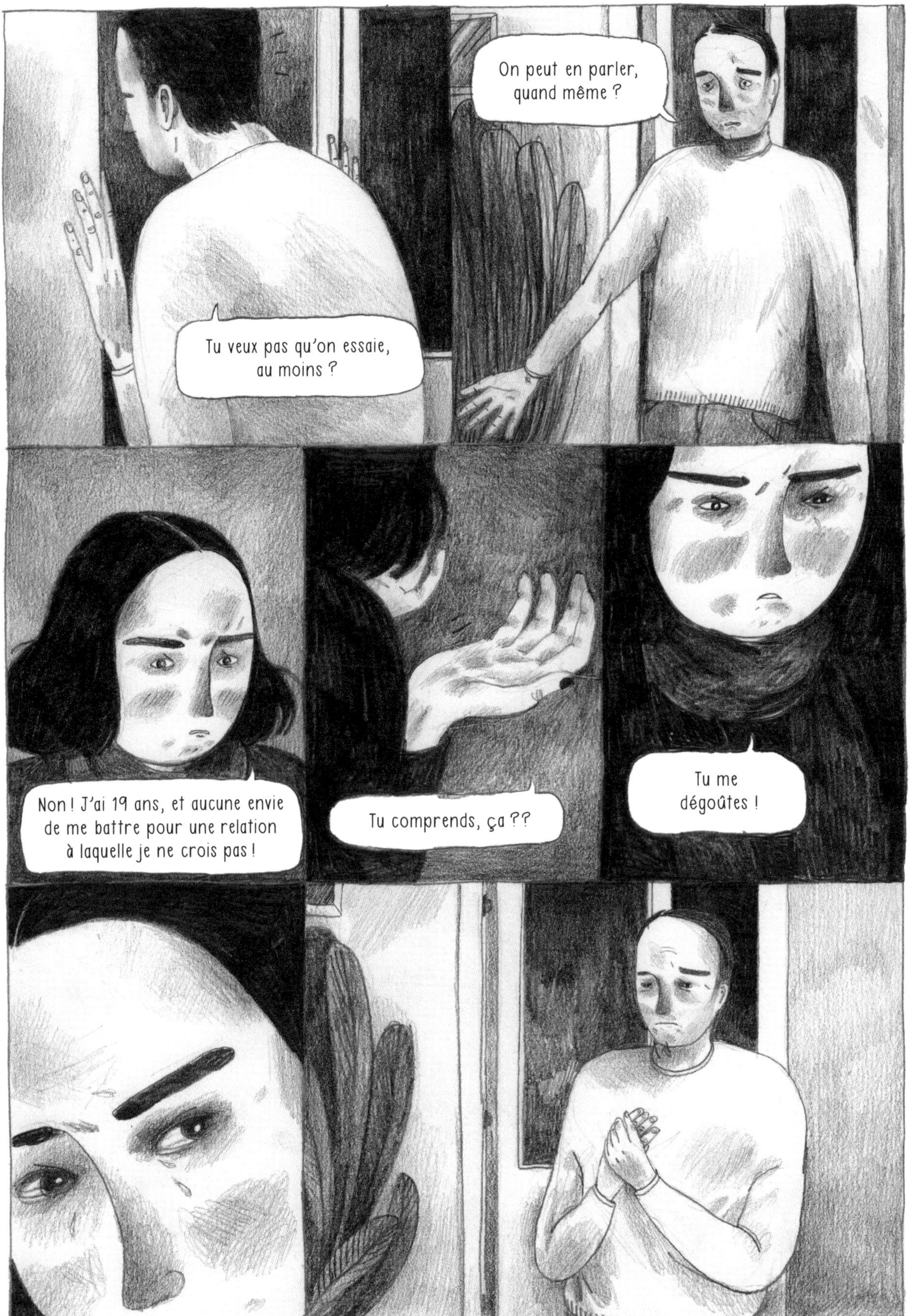
Tu veux pas qu'on essaie,
au moins ?
On peut en parler,
quand même ?
Non ! J'ai 19 ans, et aucune envie de me battre pour une relation à laquelle je ne crois pas !
Tu comprends, ça ??
Tu me dégoûtes !

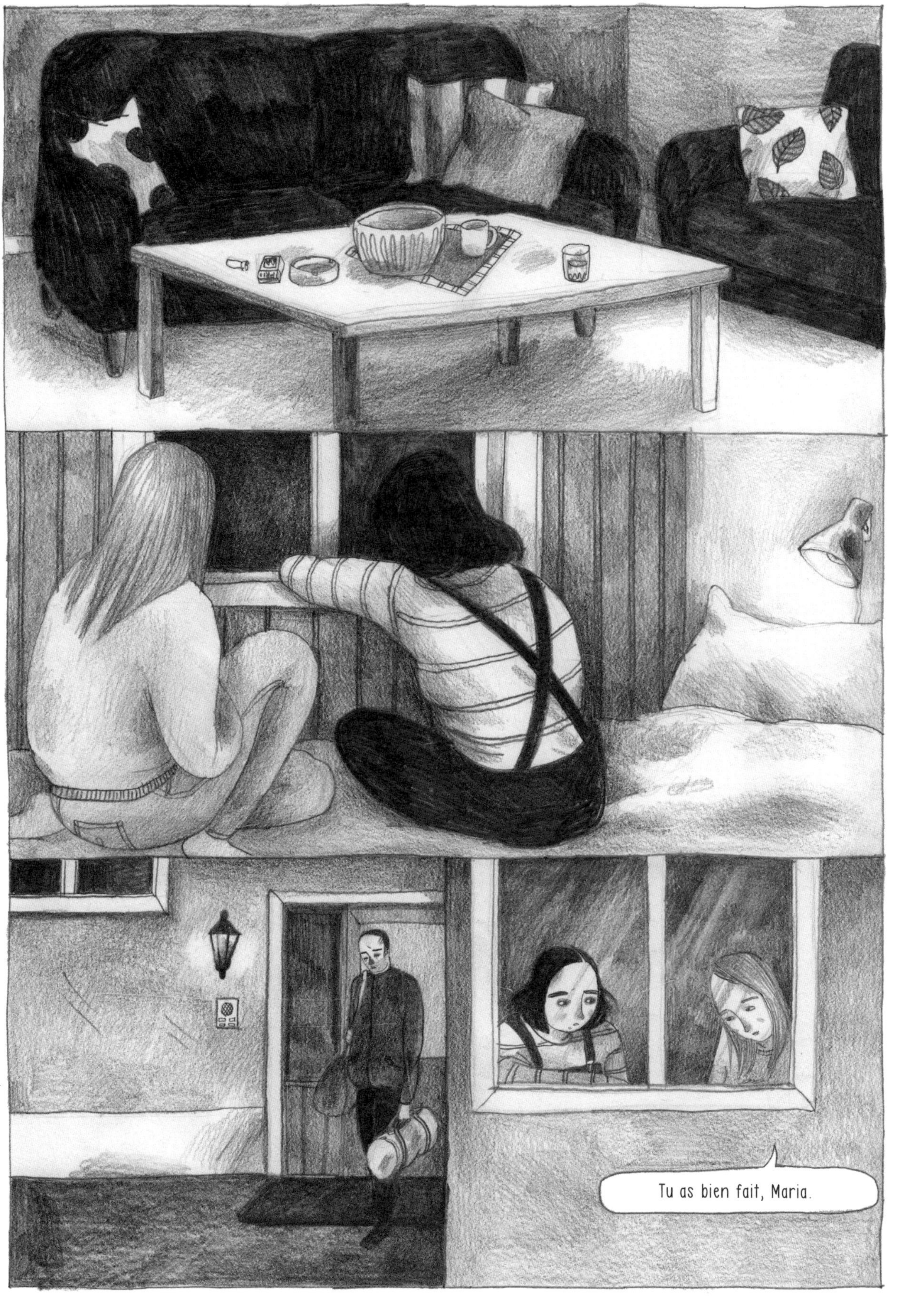
Tu as bien fait, Maria.

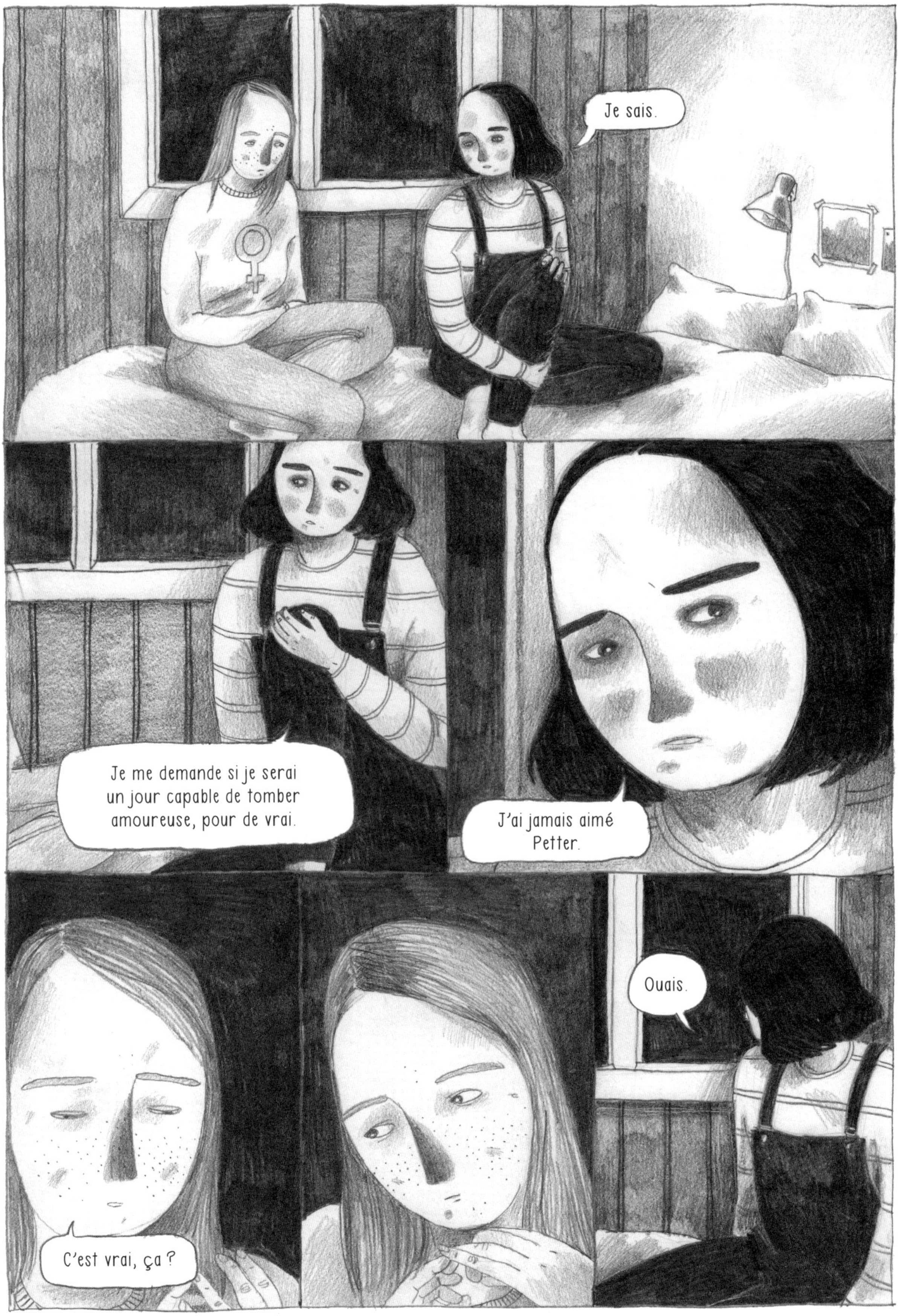
Je sais.
Je me demande si je serai un jour capable de tomber amoureuse, pour de vrai.
J'ai jamais aimé Petter.
C'est vrai, ça ?
Ouais.

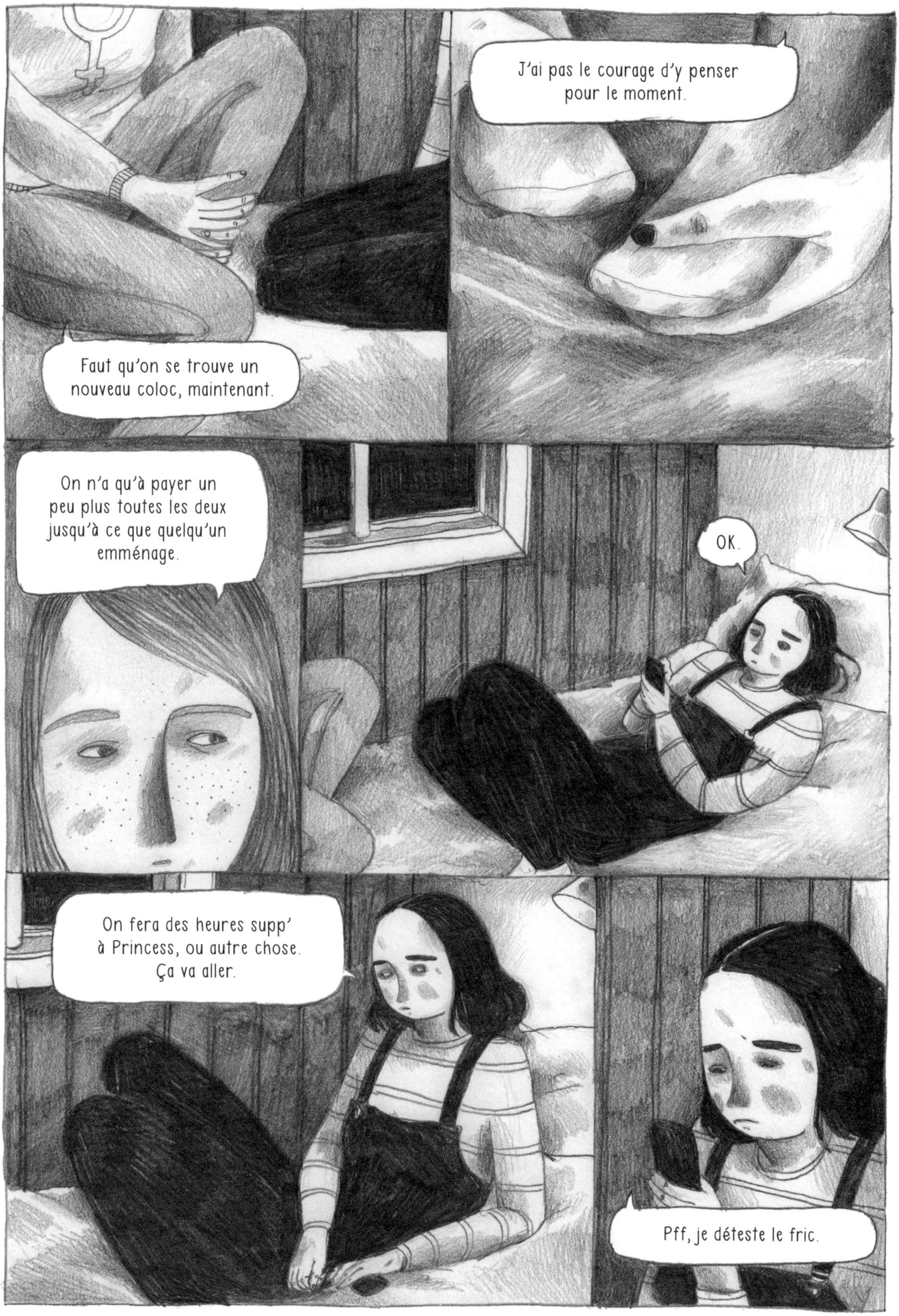
Faut qu'on se trouve un nouveau coloc, maintenant.
J'ai pas le courage d'y penser pour le moment.
On n'a qu'à payer un peu plus toutes les deux jusqu'à ce que quelqu'un emménage.
OK.
On fera des heures supp' à Princess, ou autre chose. Ça va aller.
Pff, je déteste le fric.

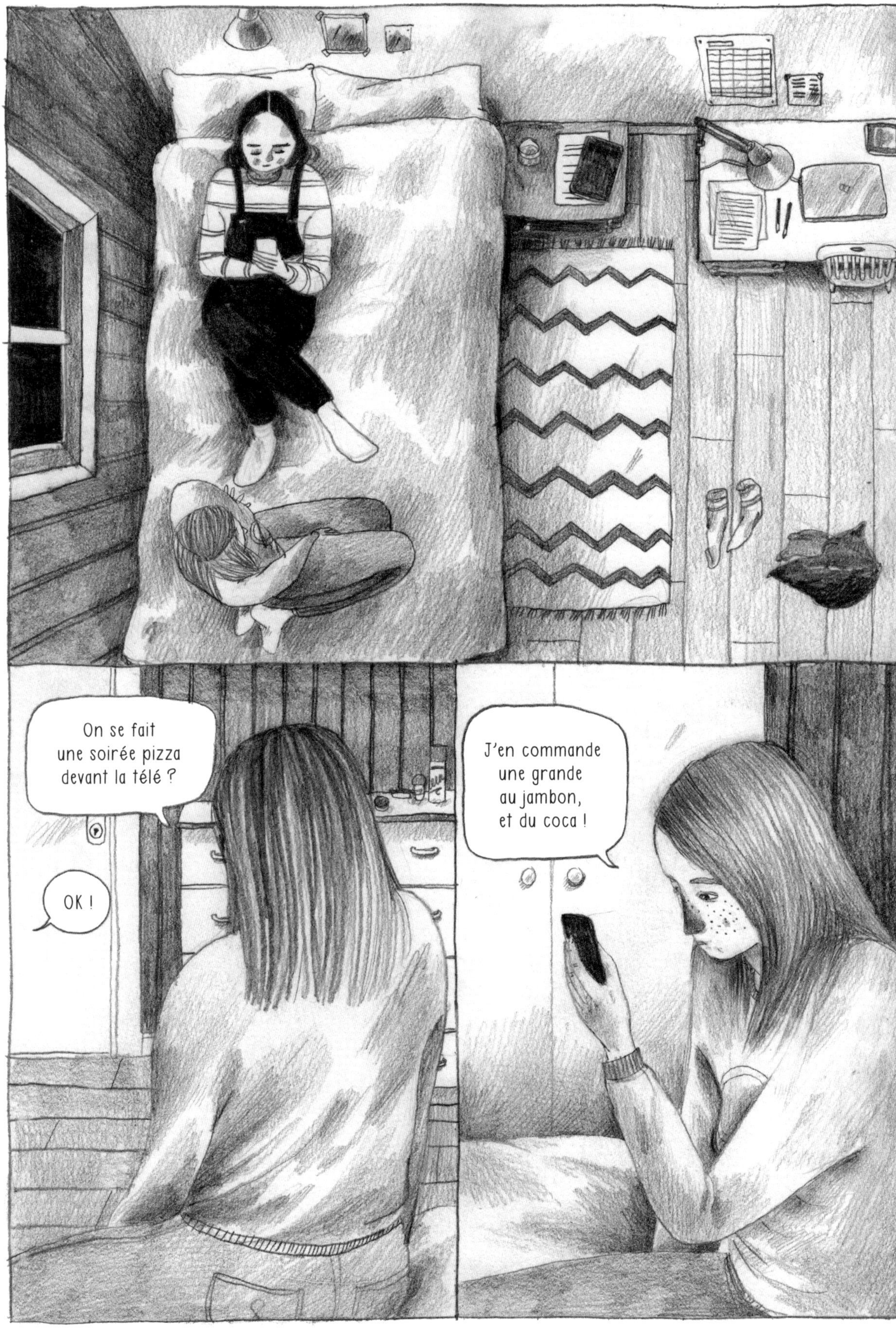
On se fait une soirée pizza devant la télé ?
OK !
J'en commande une grande au jambon, et du coca !

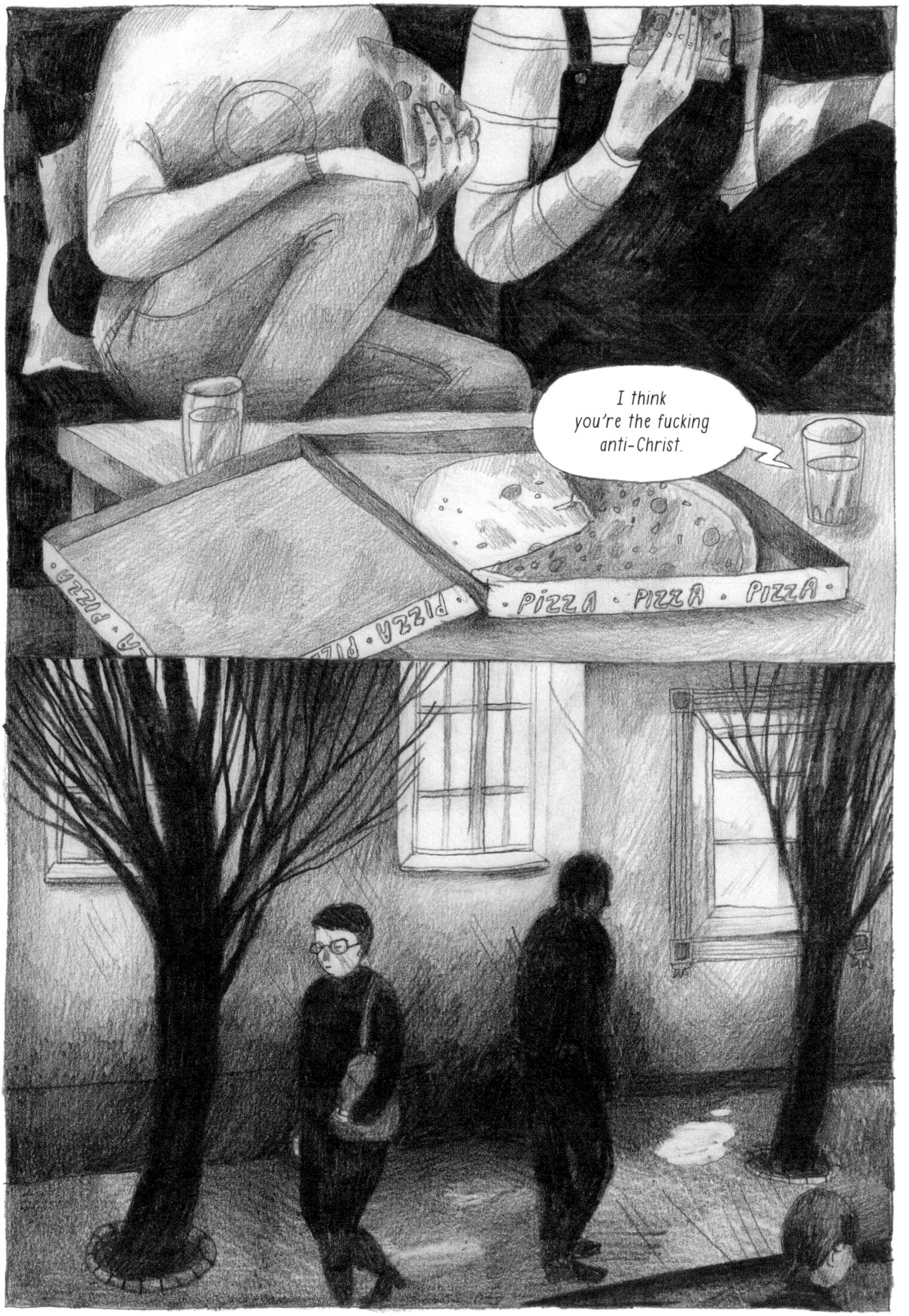
I think you're the fucking anti-Christ.
PIZZA · PIZZA · PIZZA ·
PIZZA · PIZZA

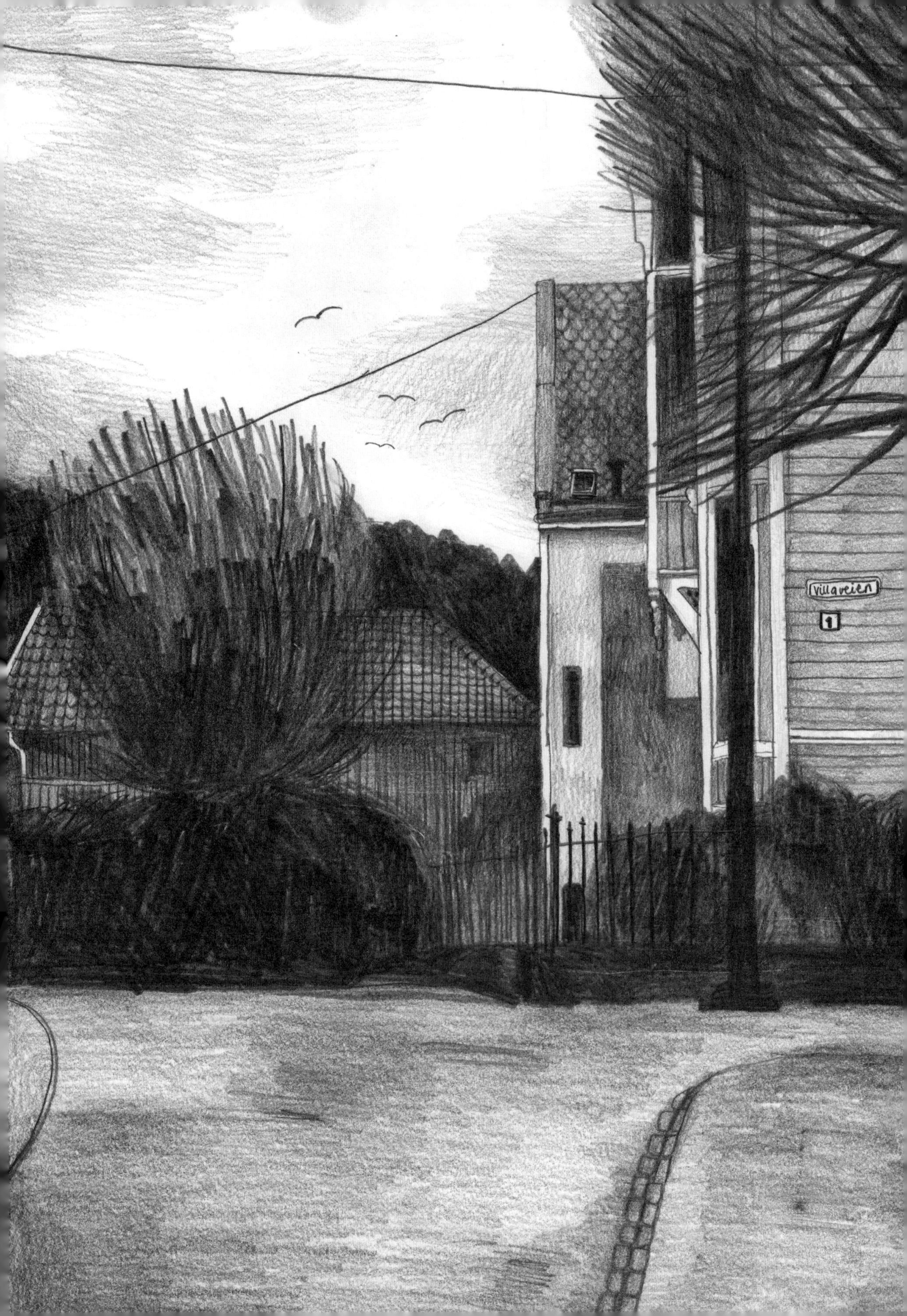
Villaveien
1

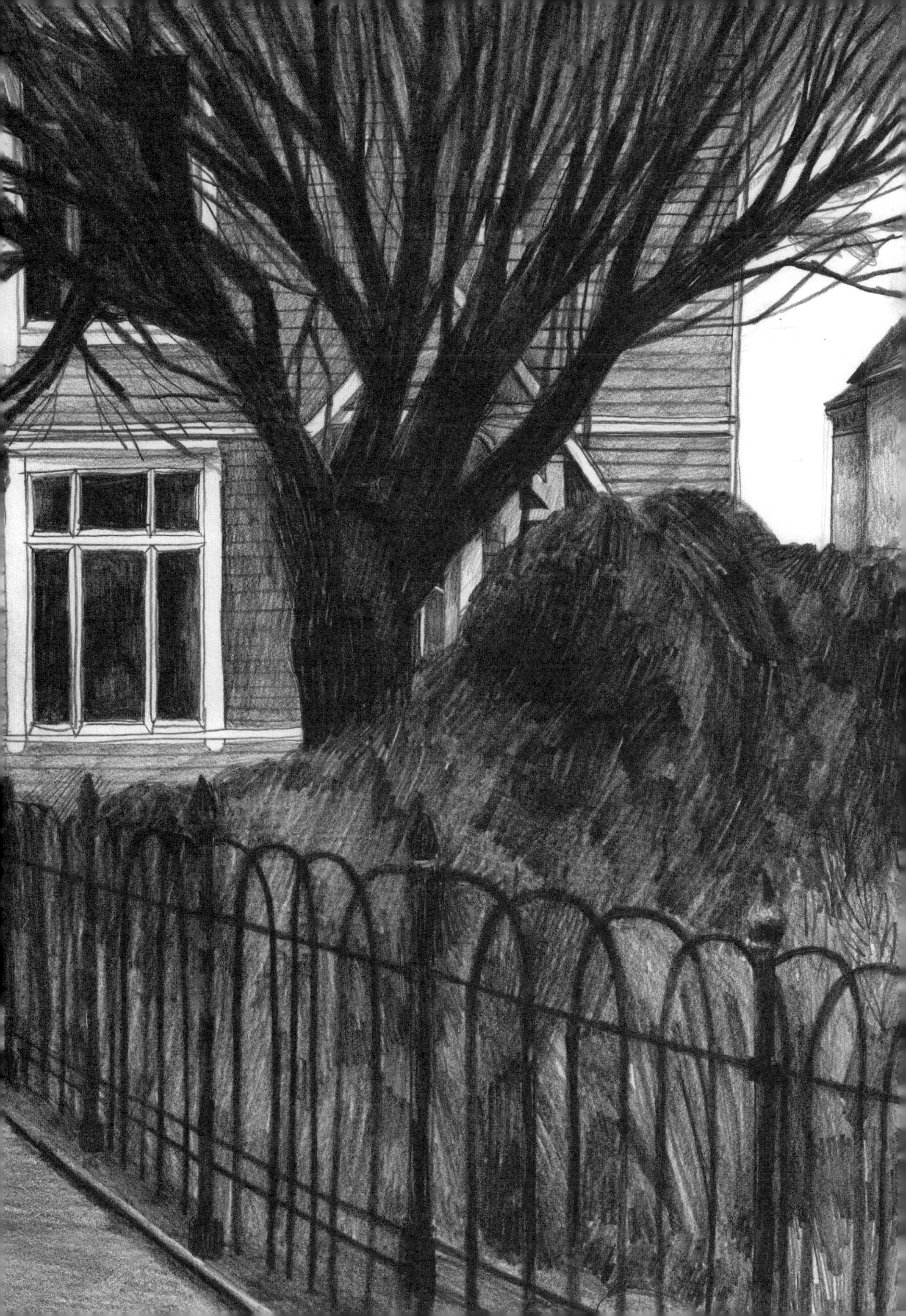

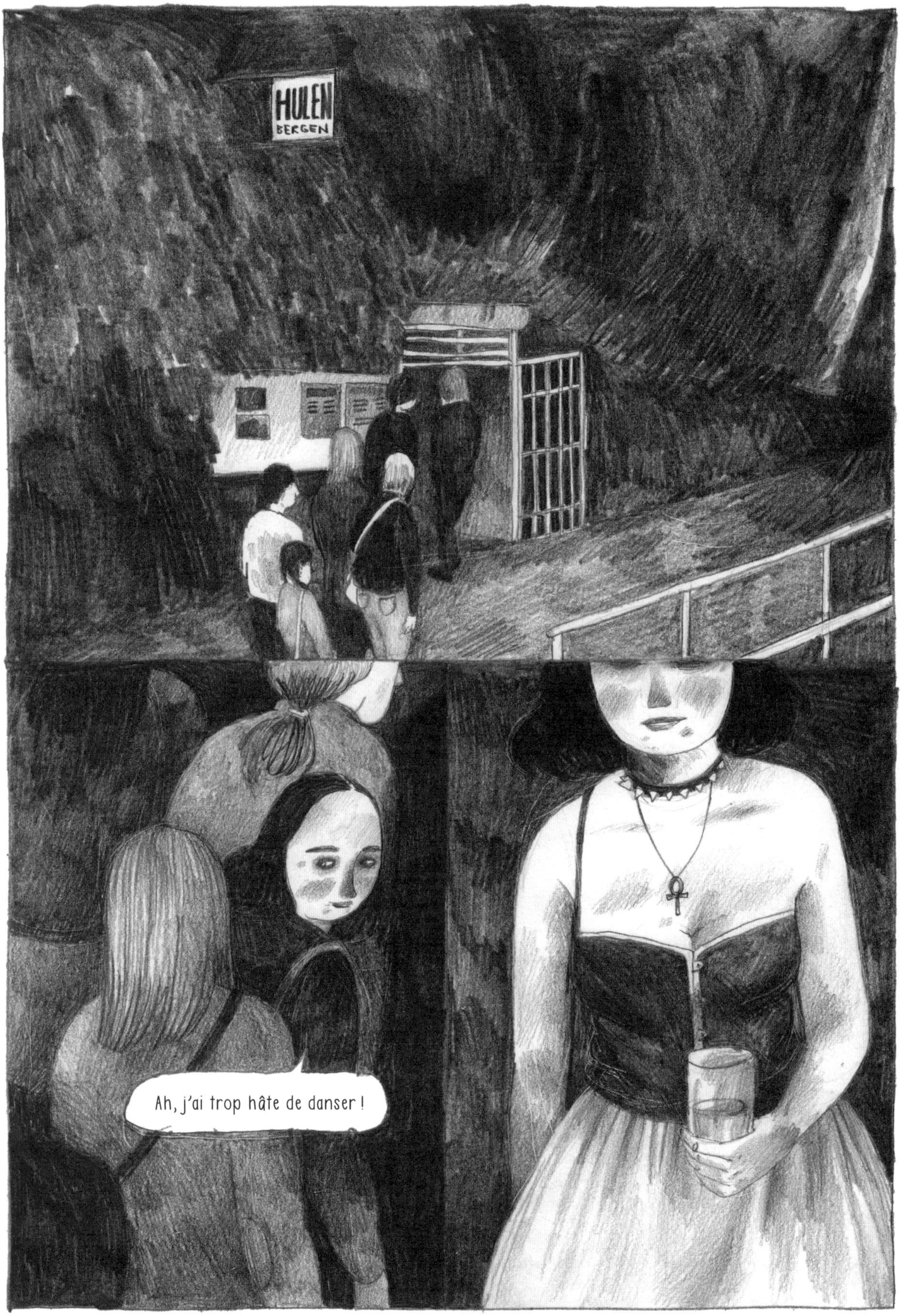
HULEN
BERGEN
Ah, j'ai trop hâte de danser !

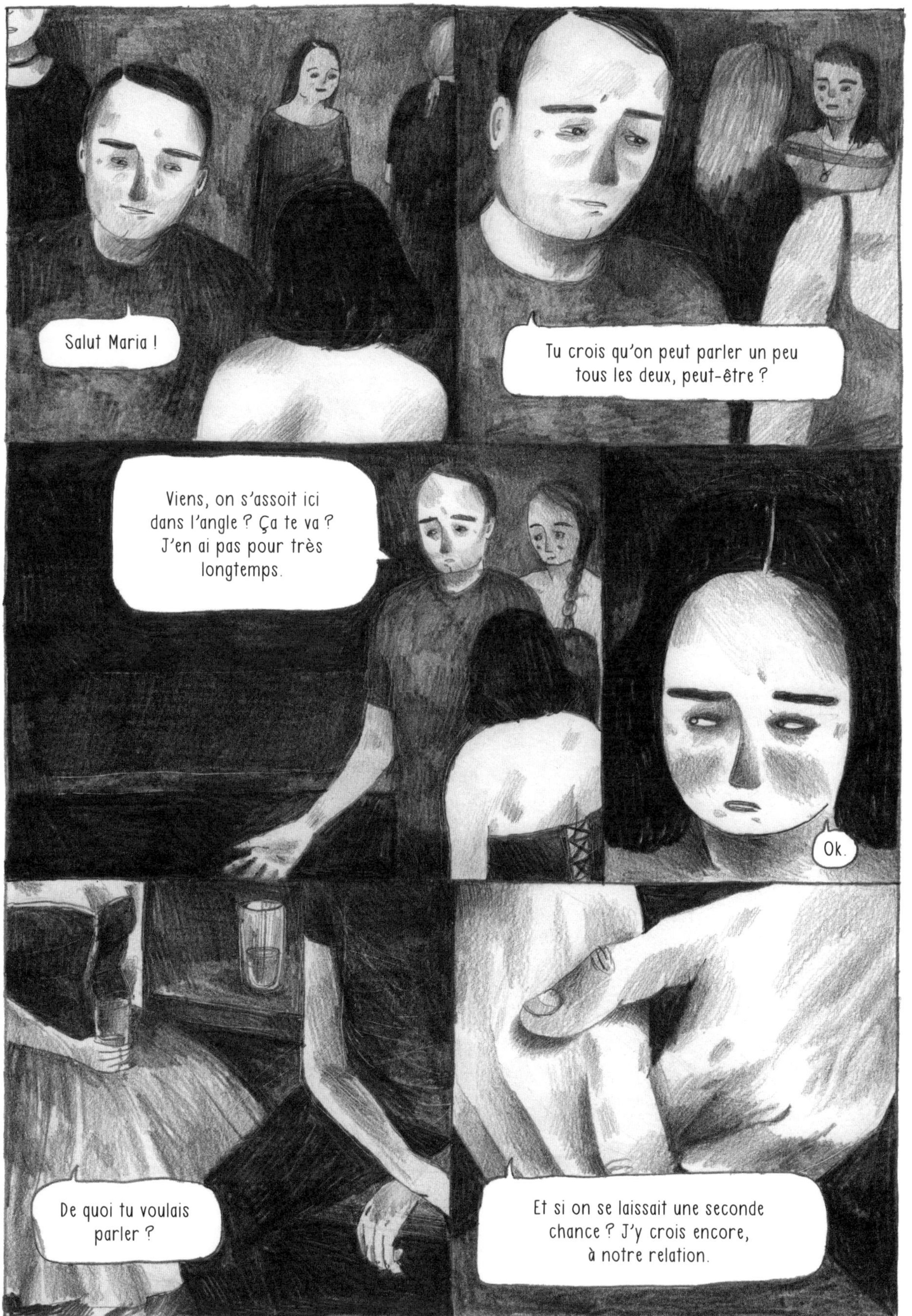

Salut Maria !
Tu crois qu'on peut parler un peu tous les deux, peut-être ?
Viens, on s'assoit ici dans l'angle ? Ça te va ? J'en ai pas pour très longtemps.
Ok.
De quoi tu voulais parler ?
Et si on se laissait une seconde chance ? J'y crois encore, à notre relation.

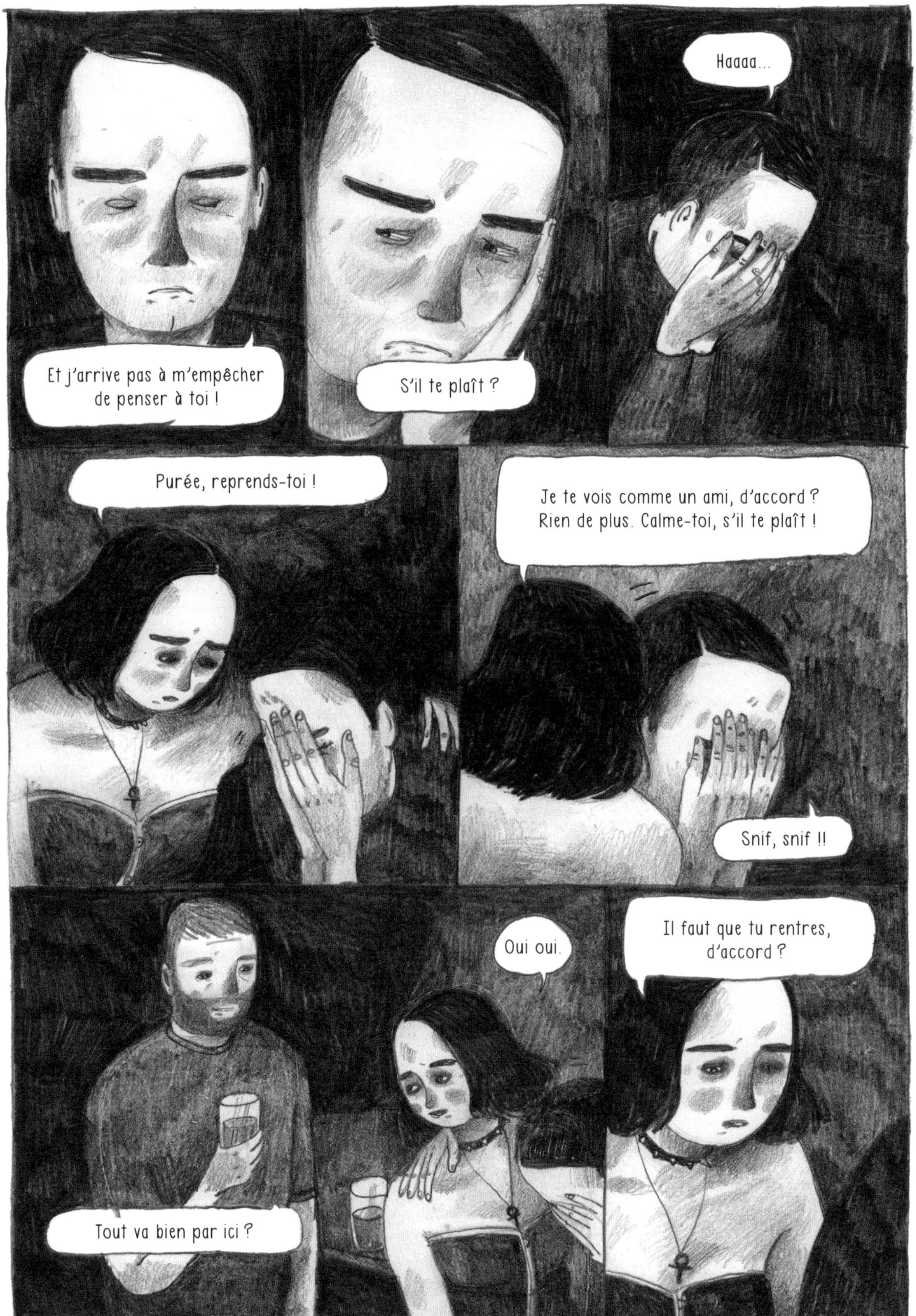

Et j'arrive pas à m'empêcher de penser à toi !
S'il te plaît ?
Haaaa...
Purée, reprends-toi !
Je te vois comme un ami, d'accord ? Rien de plus. Calme-toi, s'il te plaît !
Snif, snif !!
Tout va bien par ici ?
Oui oui.
Il faut que tu rentres, d'accord ?

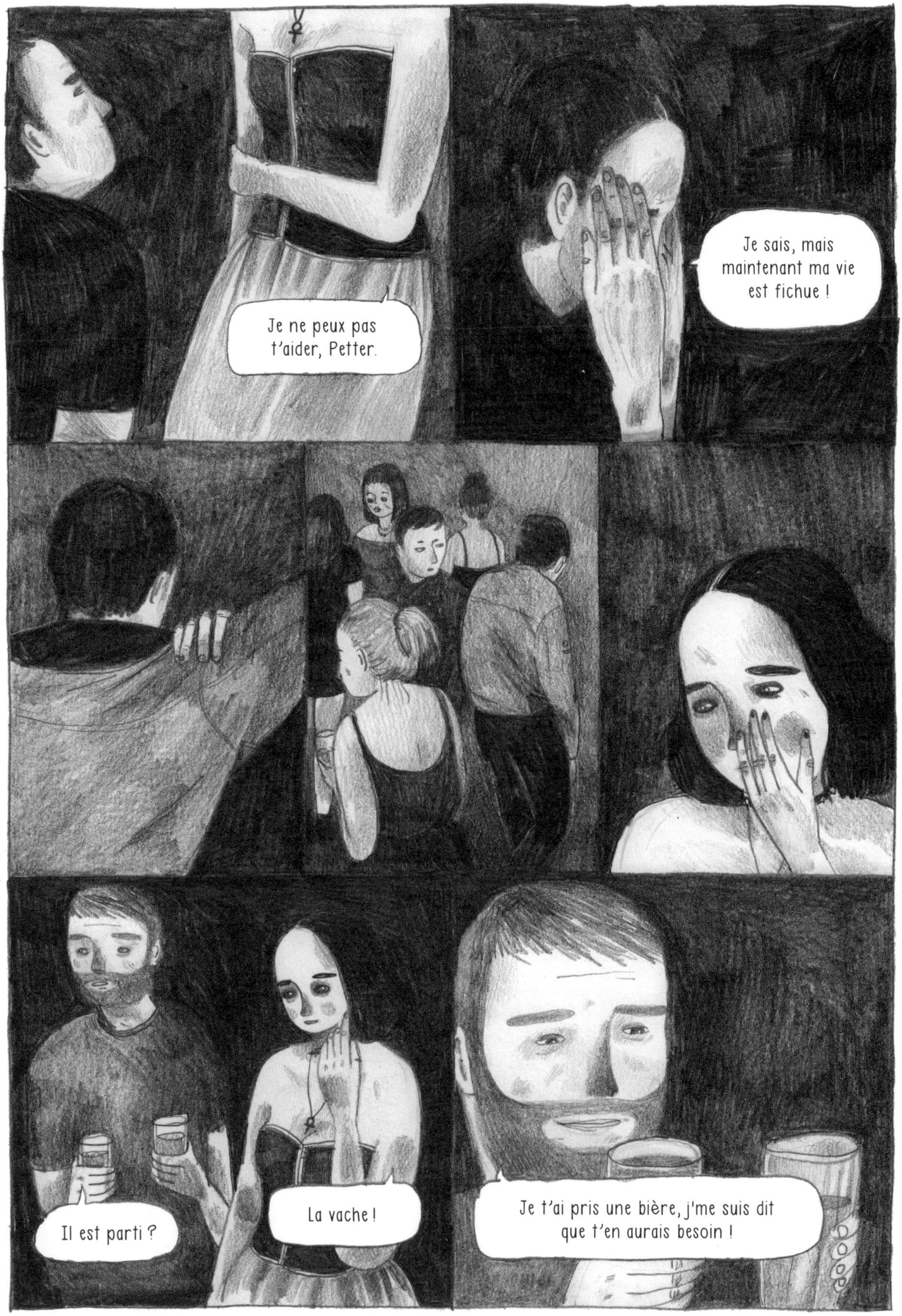
Je ne peux pas t'aider, Petter.
Je sais, mais maintenant ma vie est fichue !
Il est parti ?
La vache !
Je t'ai pris une bière, j'me suis dit que t'en aurais besoin !

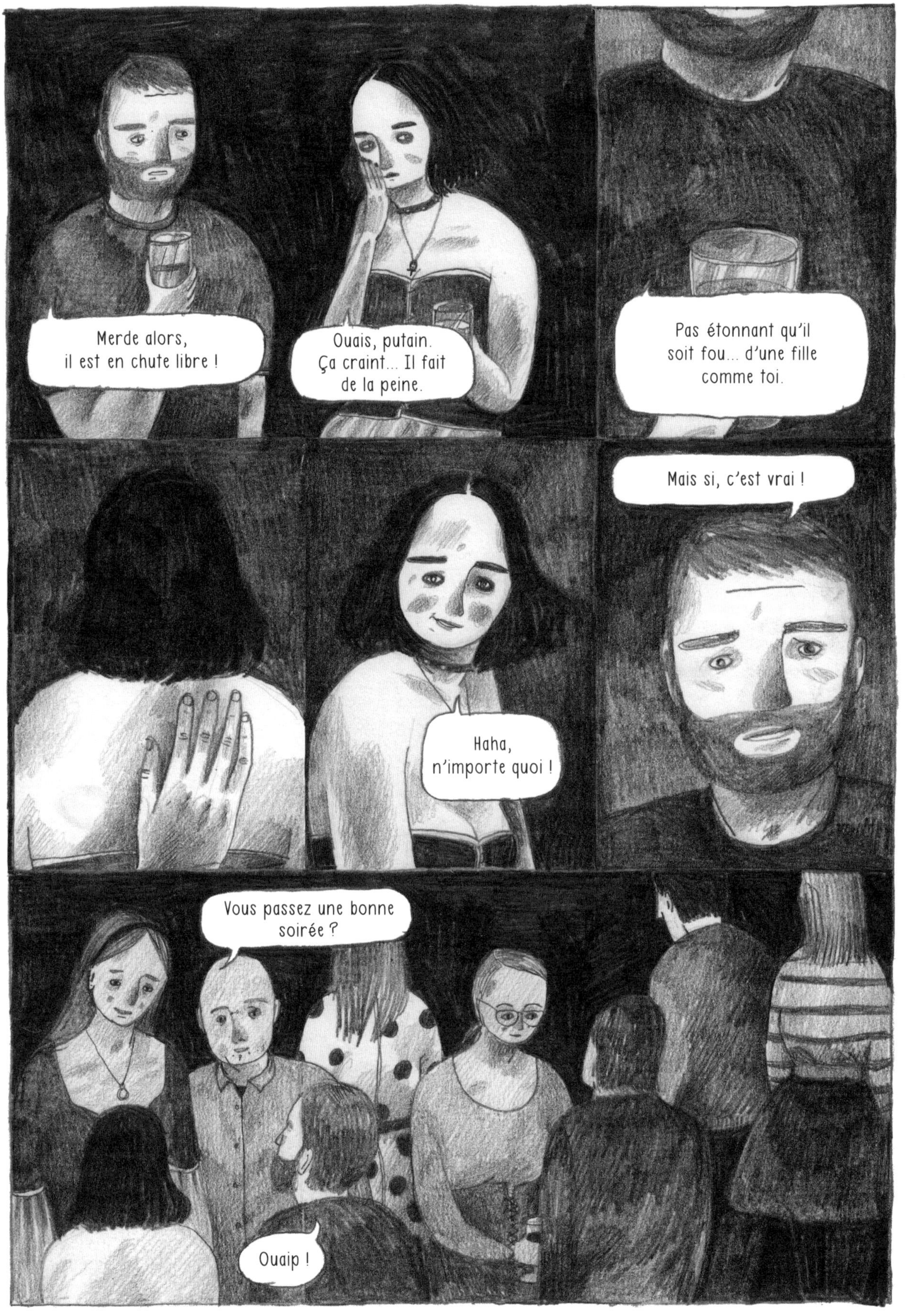
Merde alors, il est en chute libre !
Ouais, putain. Ça craint... Il fait de la peine.
Pas étonnant qu'il soit fou... d'une fille comme toi.
Haha, n'importe quoi !
Mais si, c'est vrai !
Vous passez une bonne soirée ?
Ouaip !

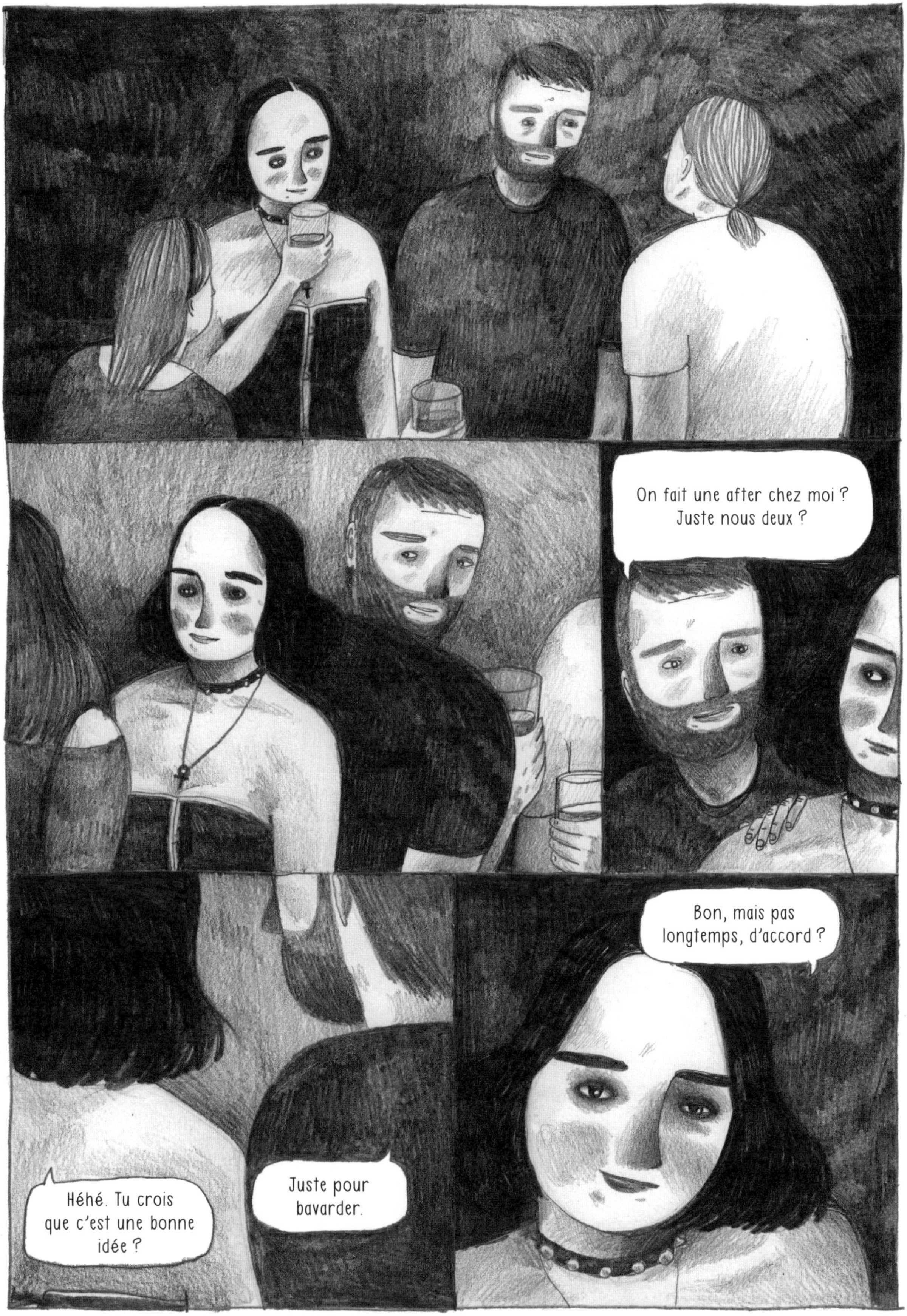
On fait une after chez moi ? Juste nous deux ?
Héhé. Tu crois que c'est une bonne idée ?
Juste pour bavarder.
Bon, mais pas longtemps, d'accord ?

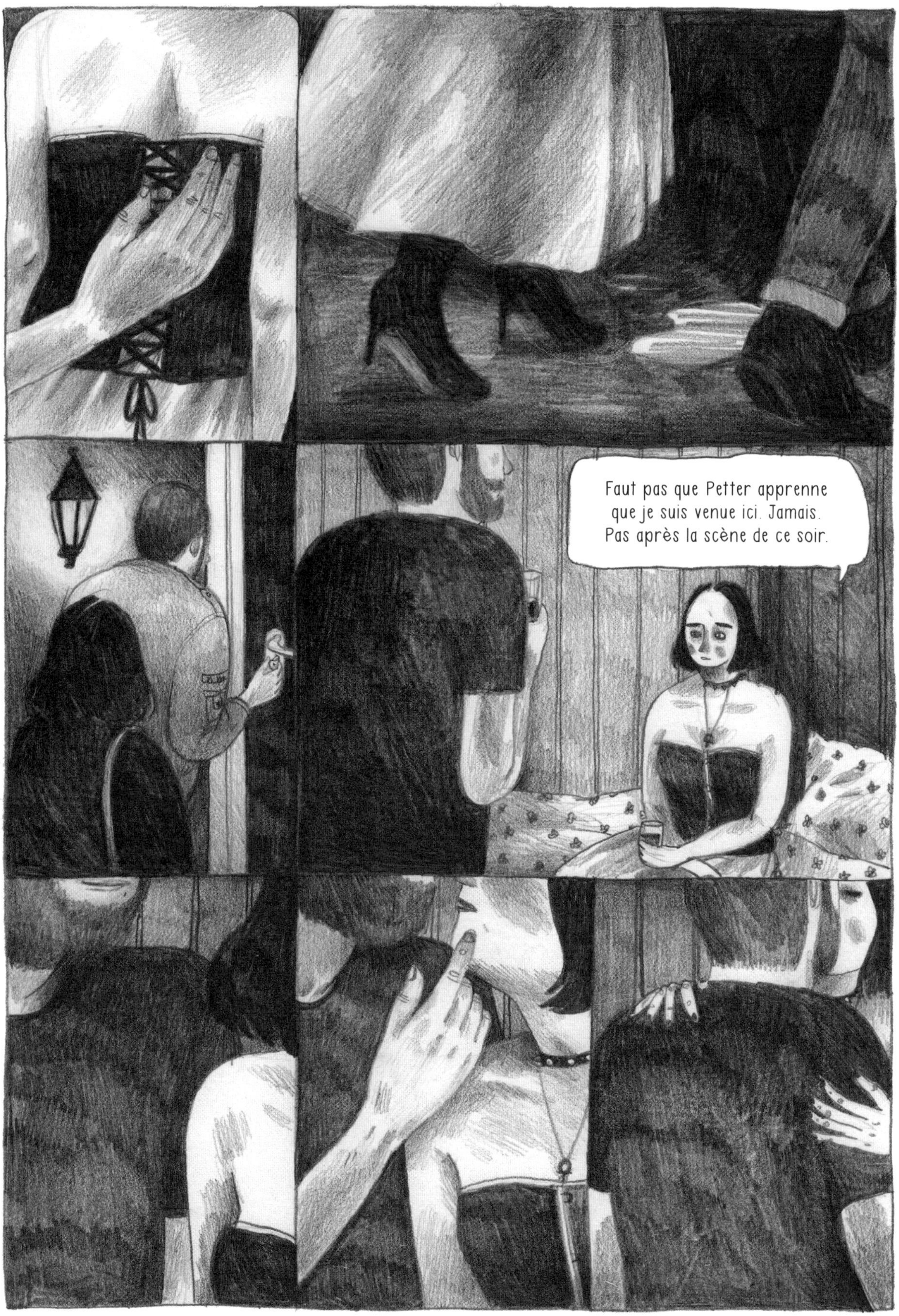
Faut pas que Petter apprenne que je suis venue ici. Jamais. Pas après la scène de ce soir.

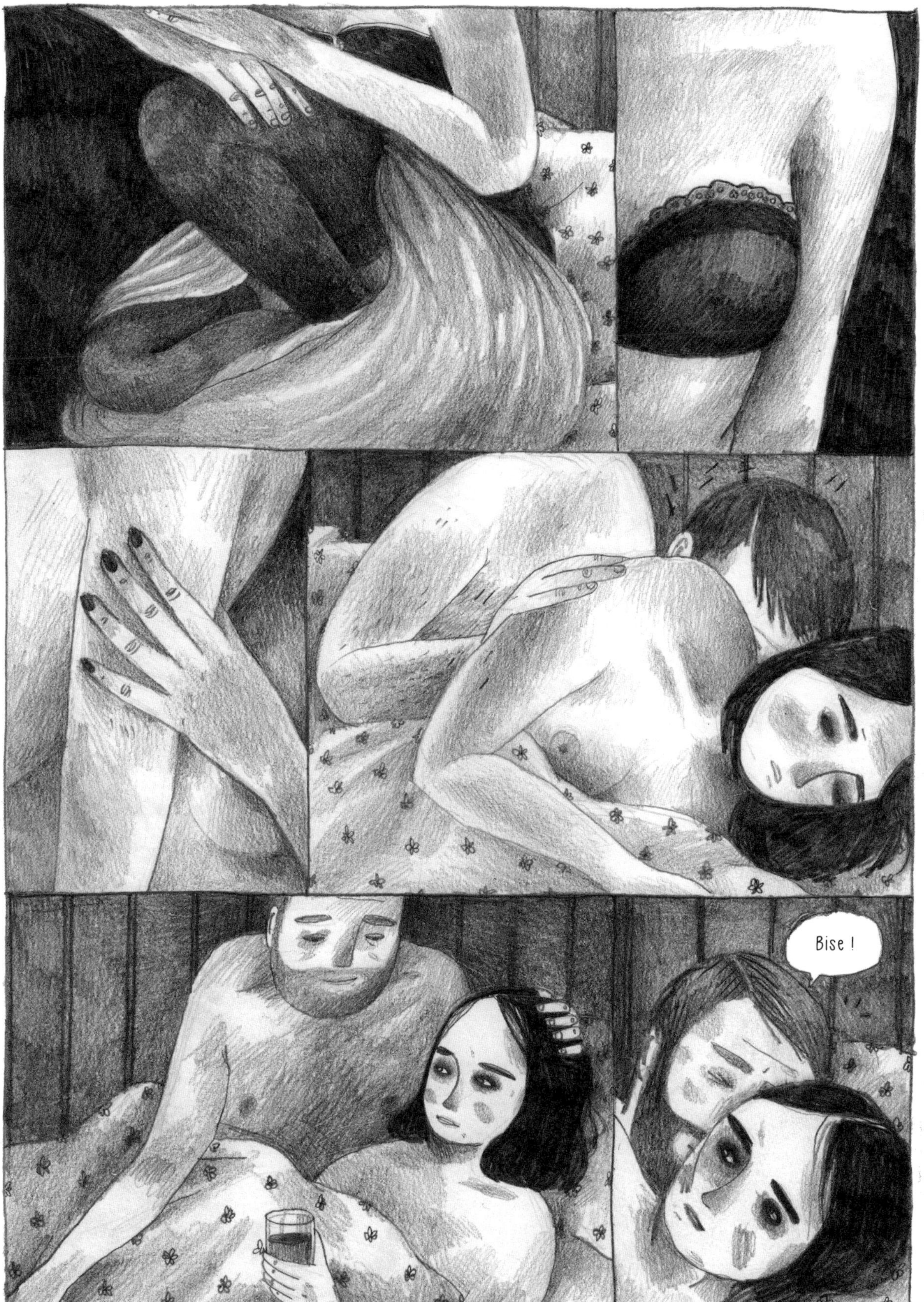
Bise !

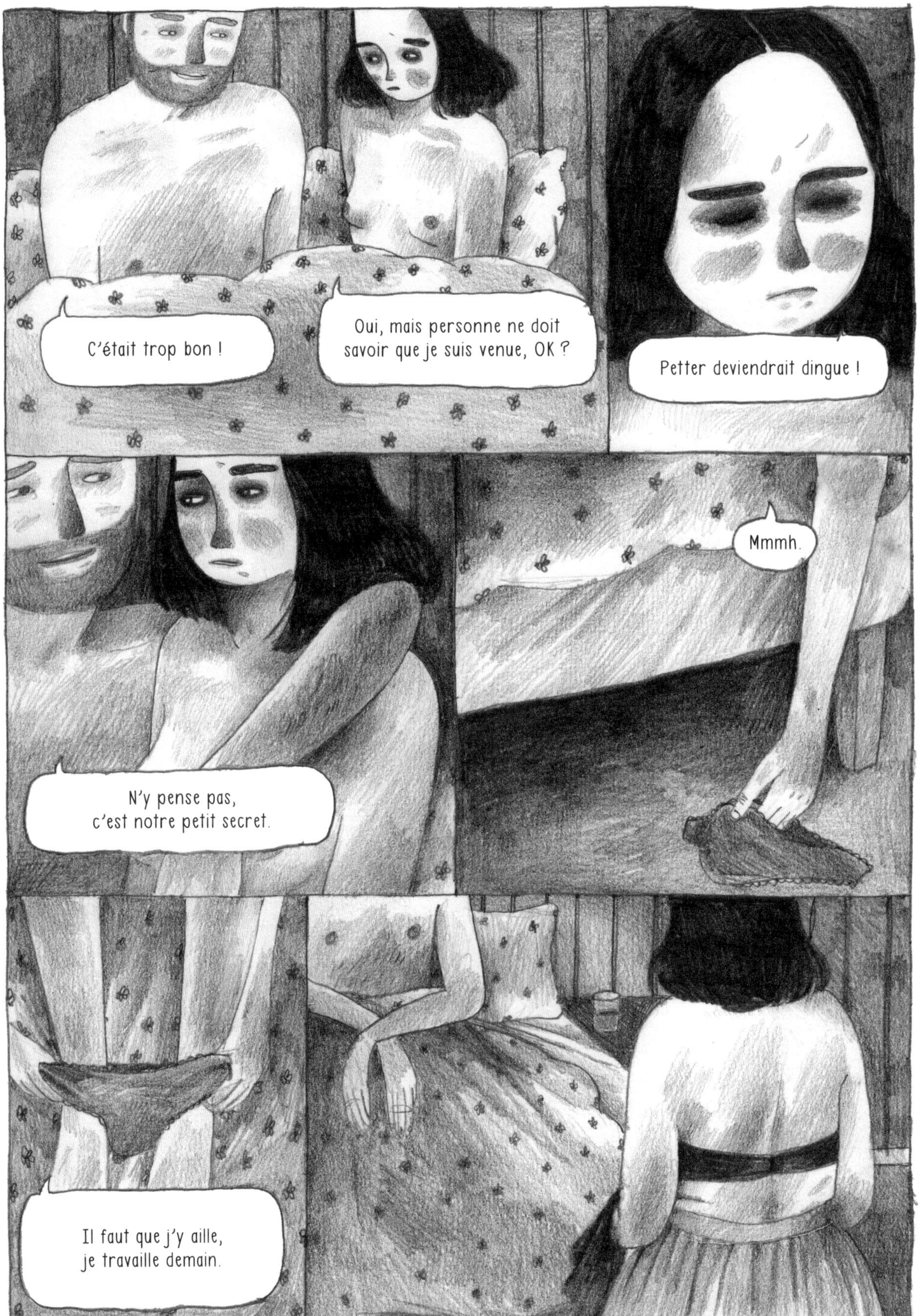
C'était trop bon !
Oui, mais personne ne doit savoir que je suis venue, OK ?
Petter deviendrait dingue !
N'y pense pas, c'est notre petit secret.
Mmmh.
Il faut que j'y aille, je travaille demain.

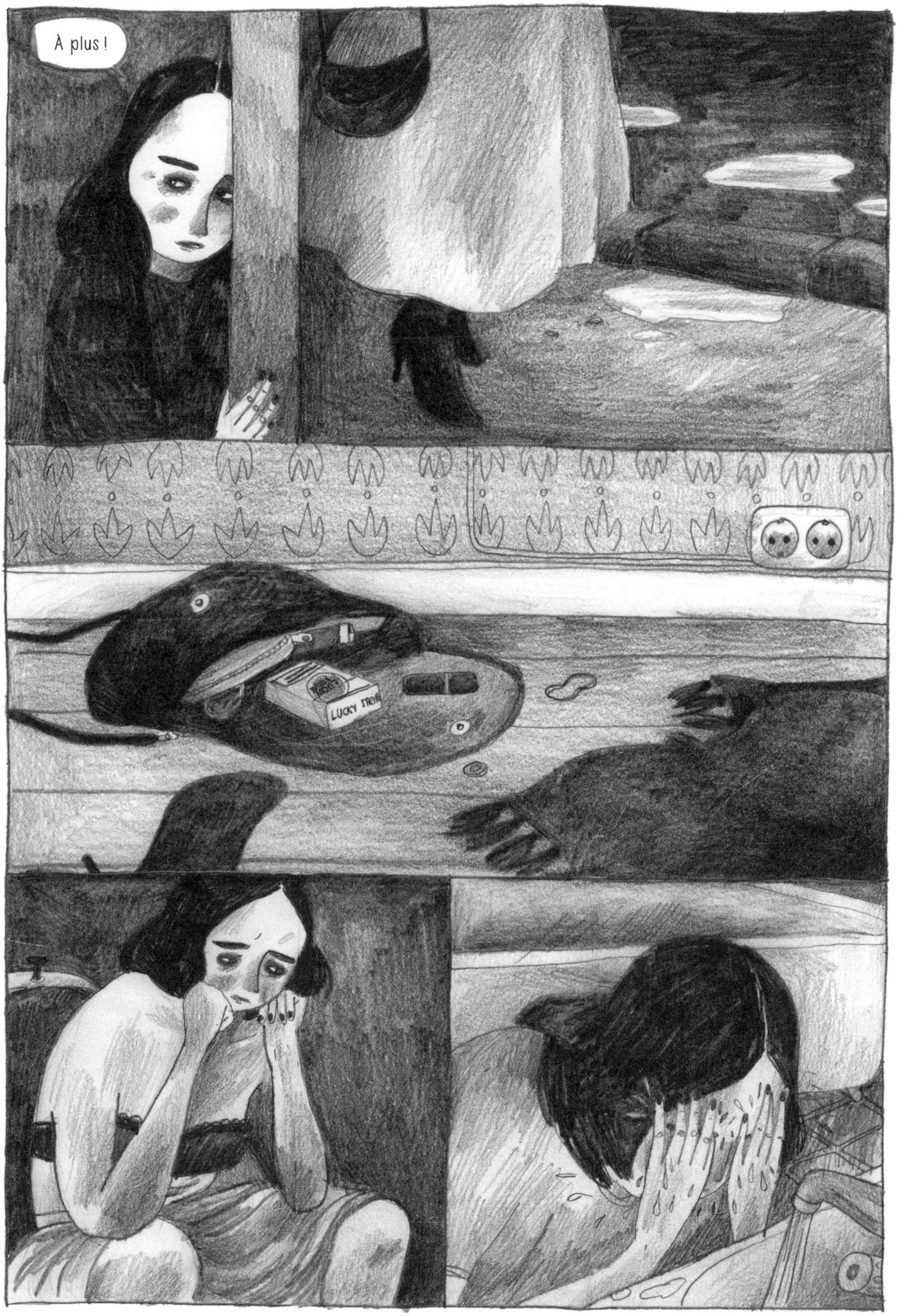
À plus !
LUCKY STRIKE

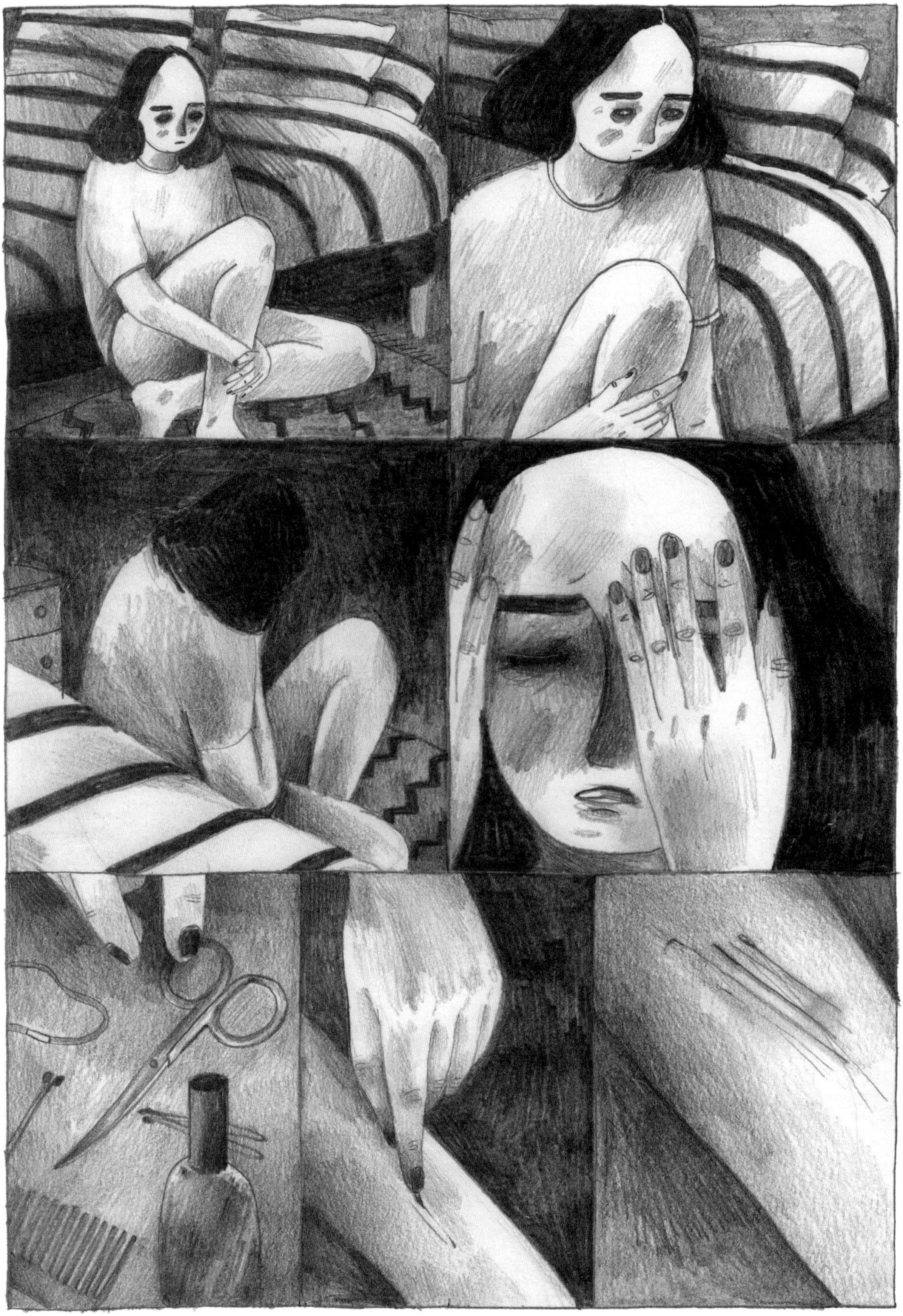

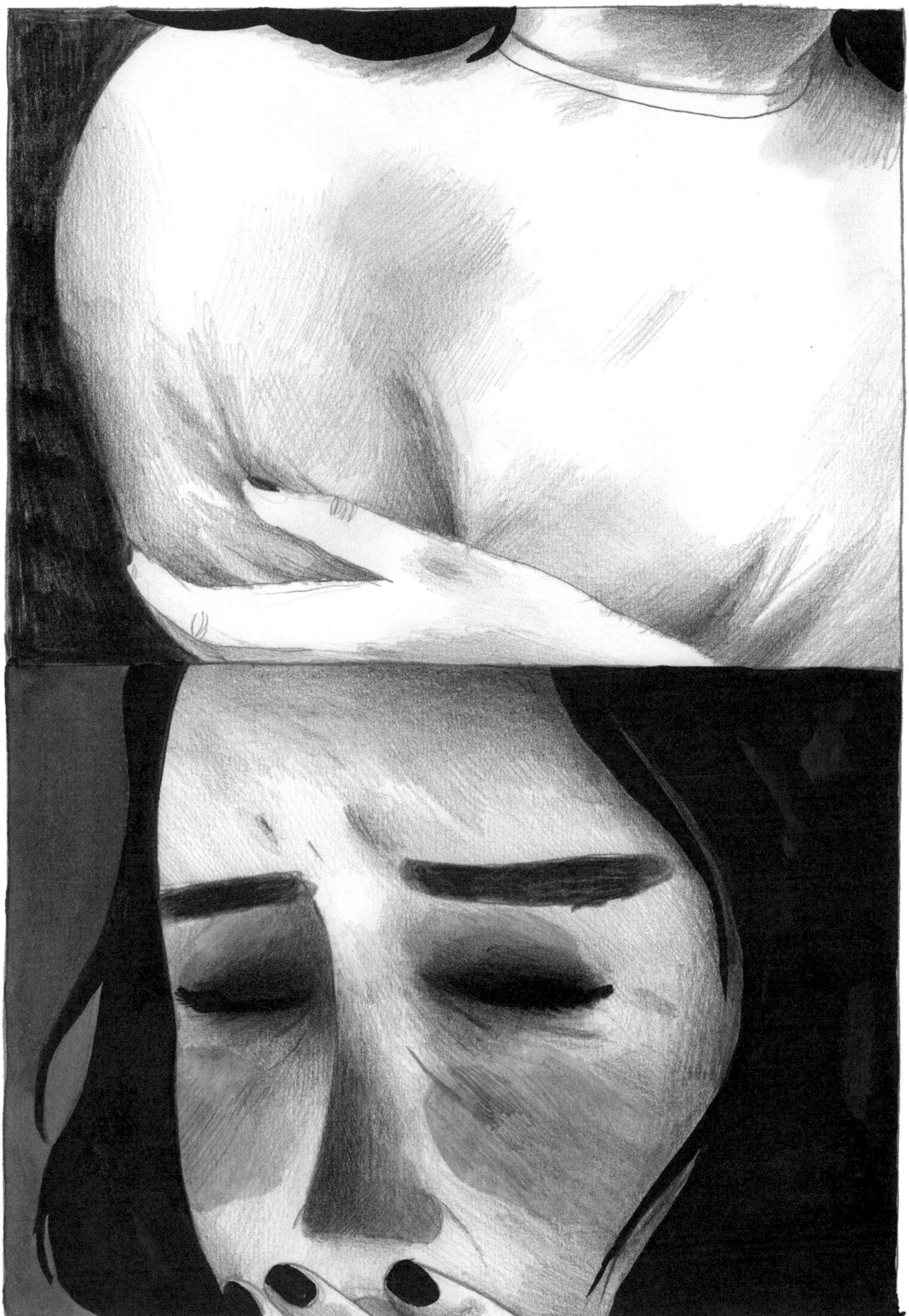

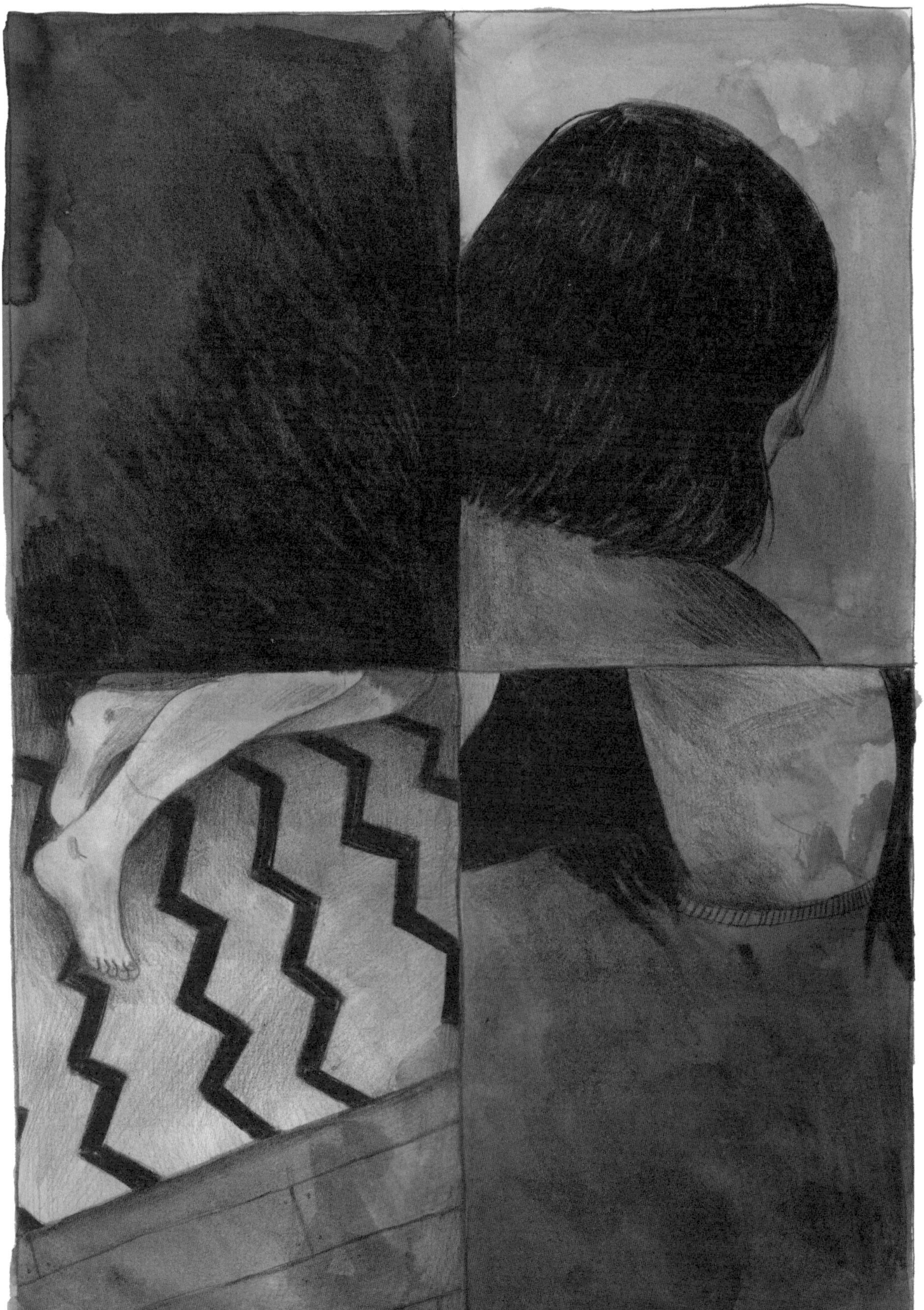

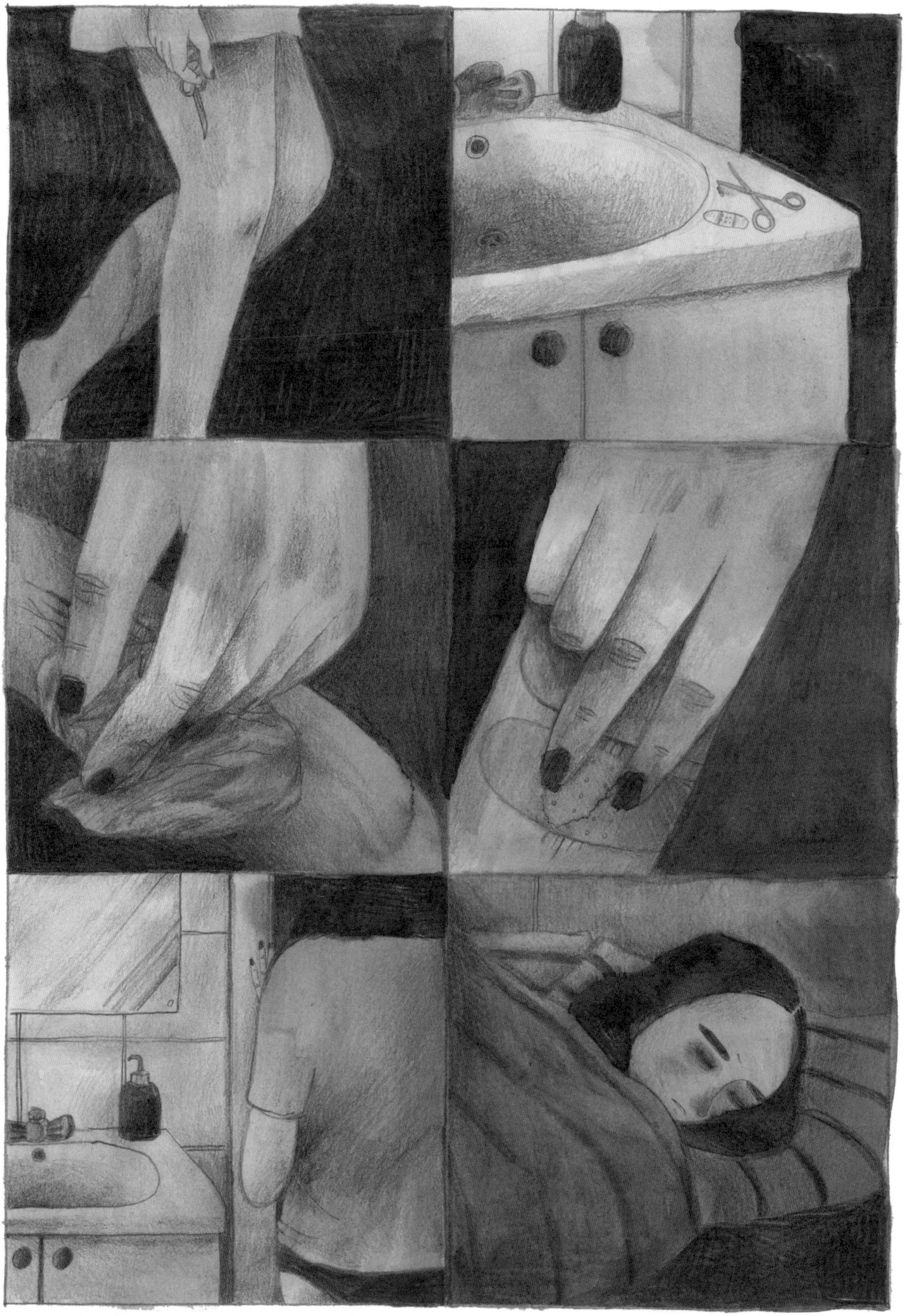

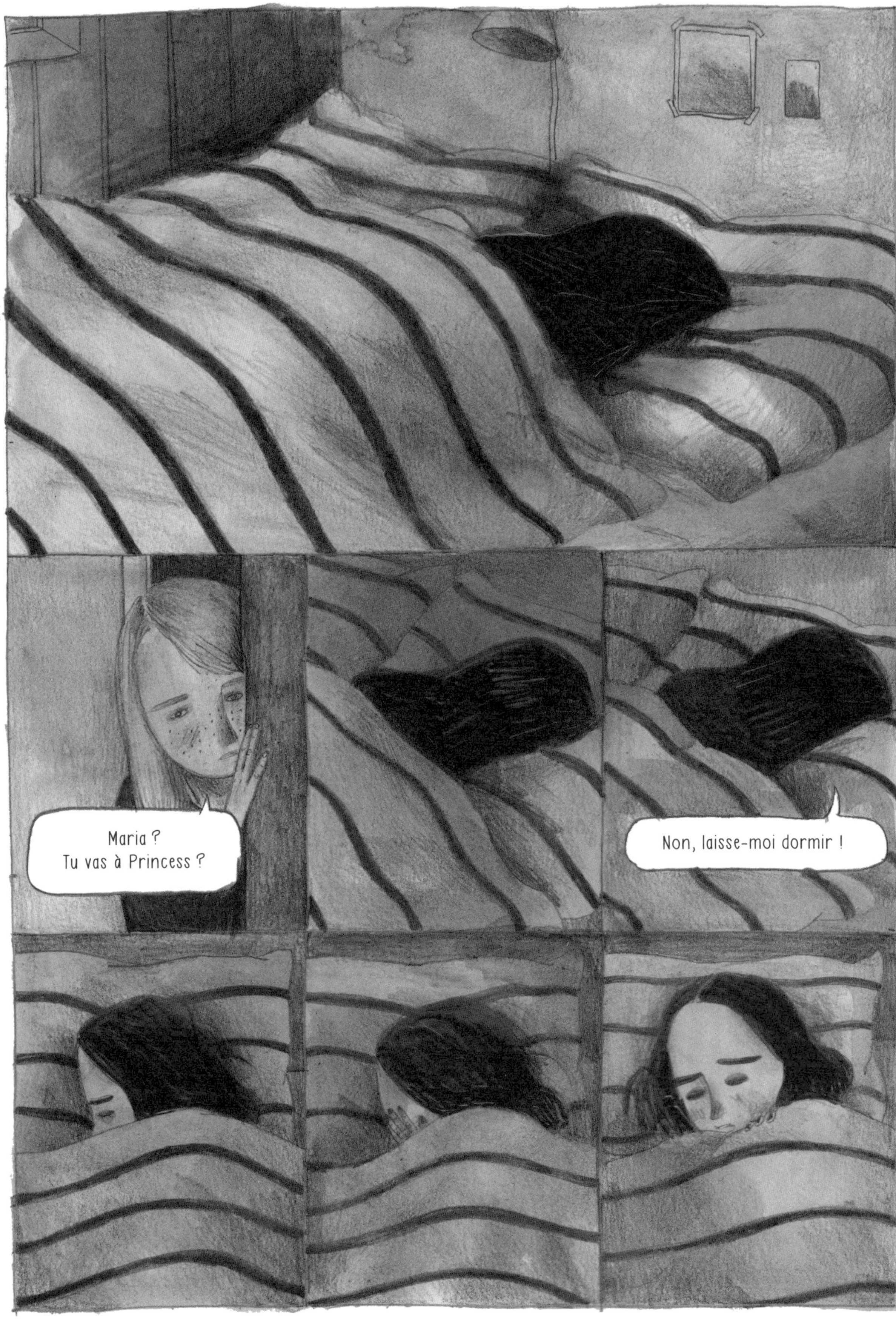
Maria ?
Tu vas à Princess ?
Non, laisse-moi dormir !

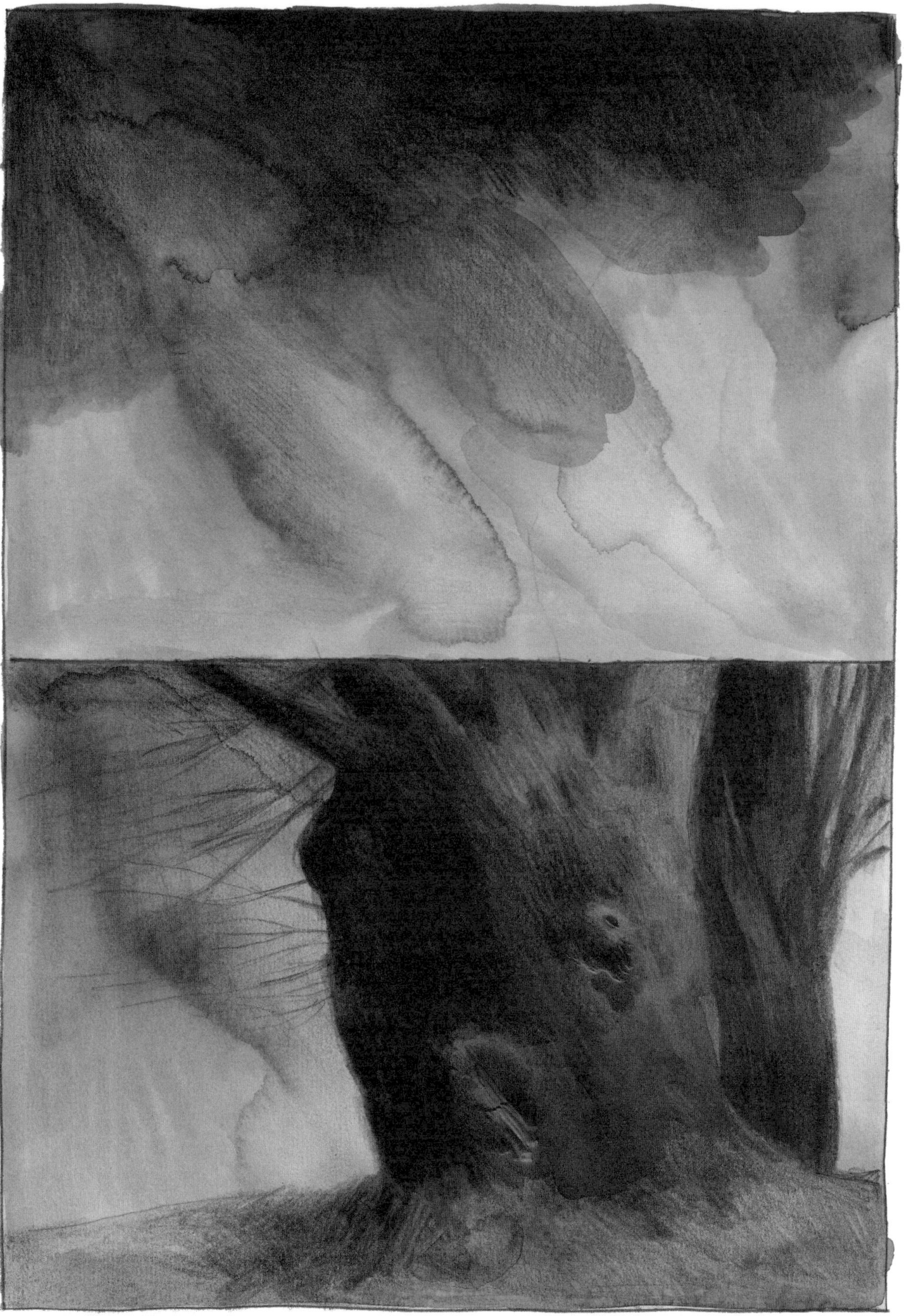

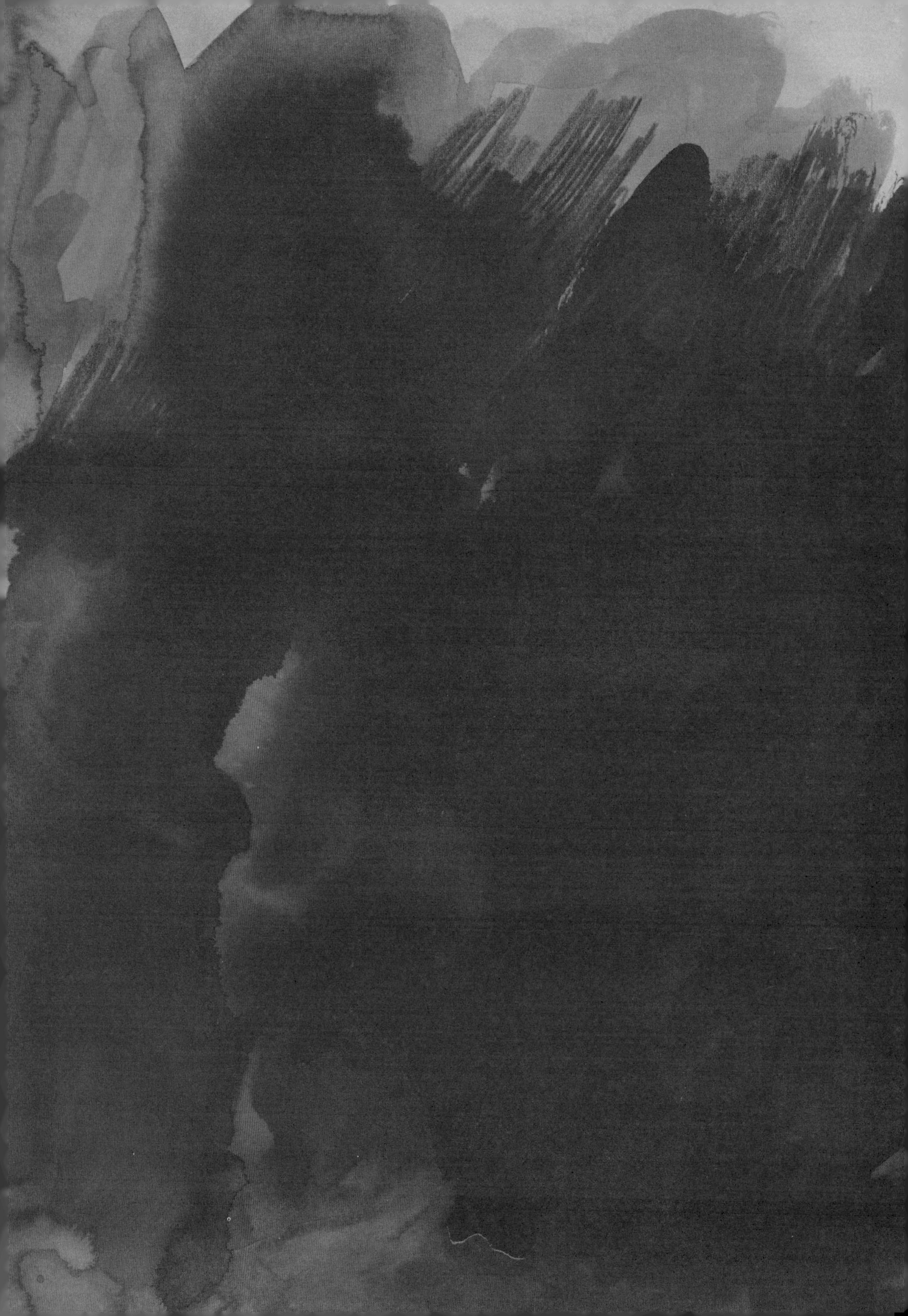

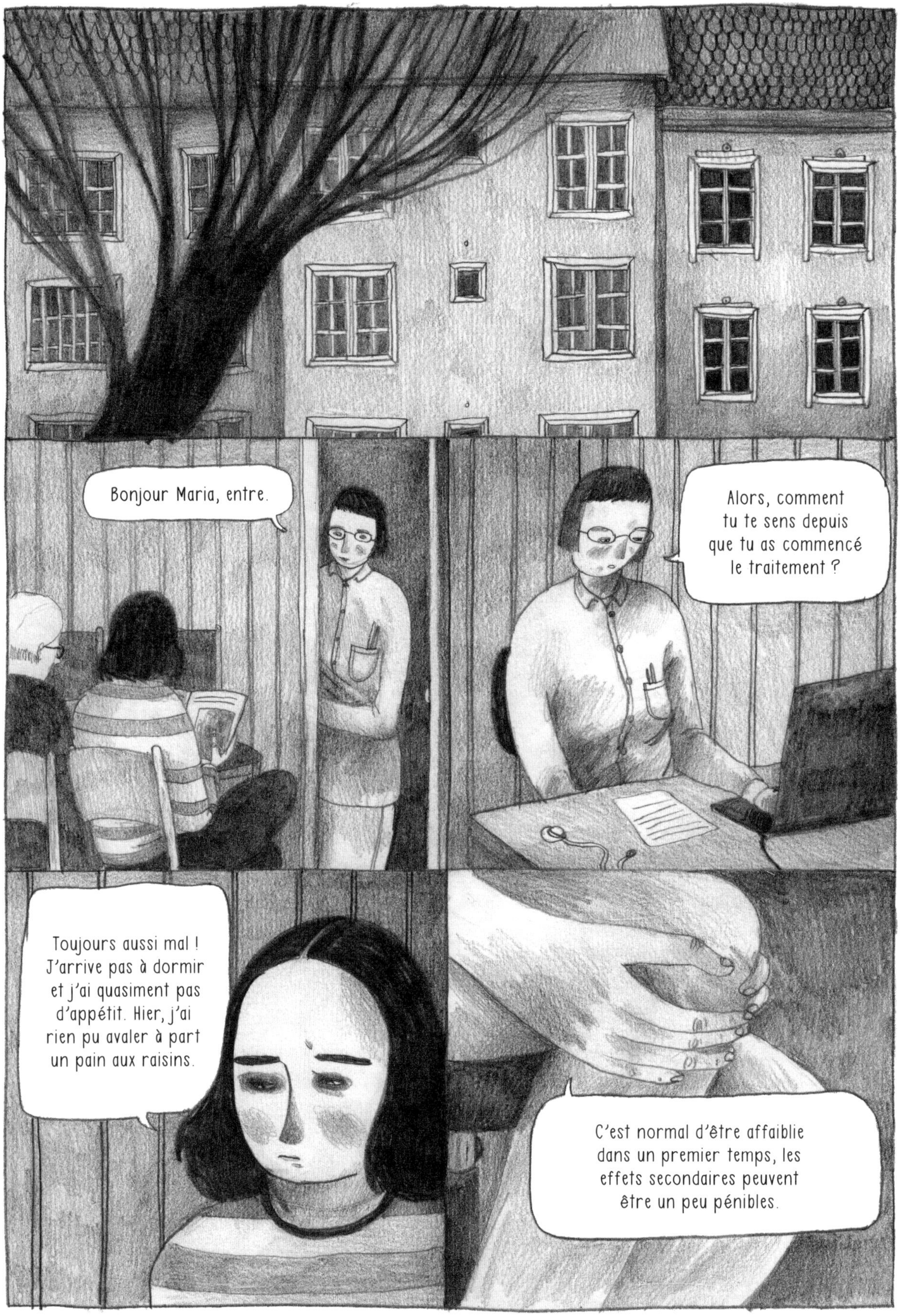
Bonjour Maria, entre.
Alors, comment tu te sens depuis que tu as commencé le traitement ?
Toujours aussi mal ! J'arrive pas à dormir et j'ai quasiment pas d'appétit. Hier, j'ai rien pu avaler à part un pain aux raisins.
C'est normal d'être affaiblie dans un premier temps, les effets secondaires peuvent être un peu pénibles.

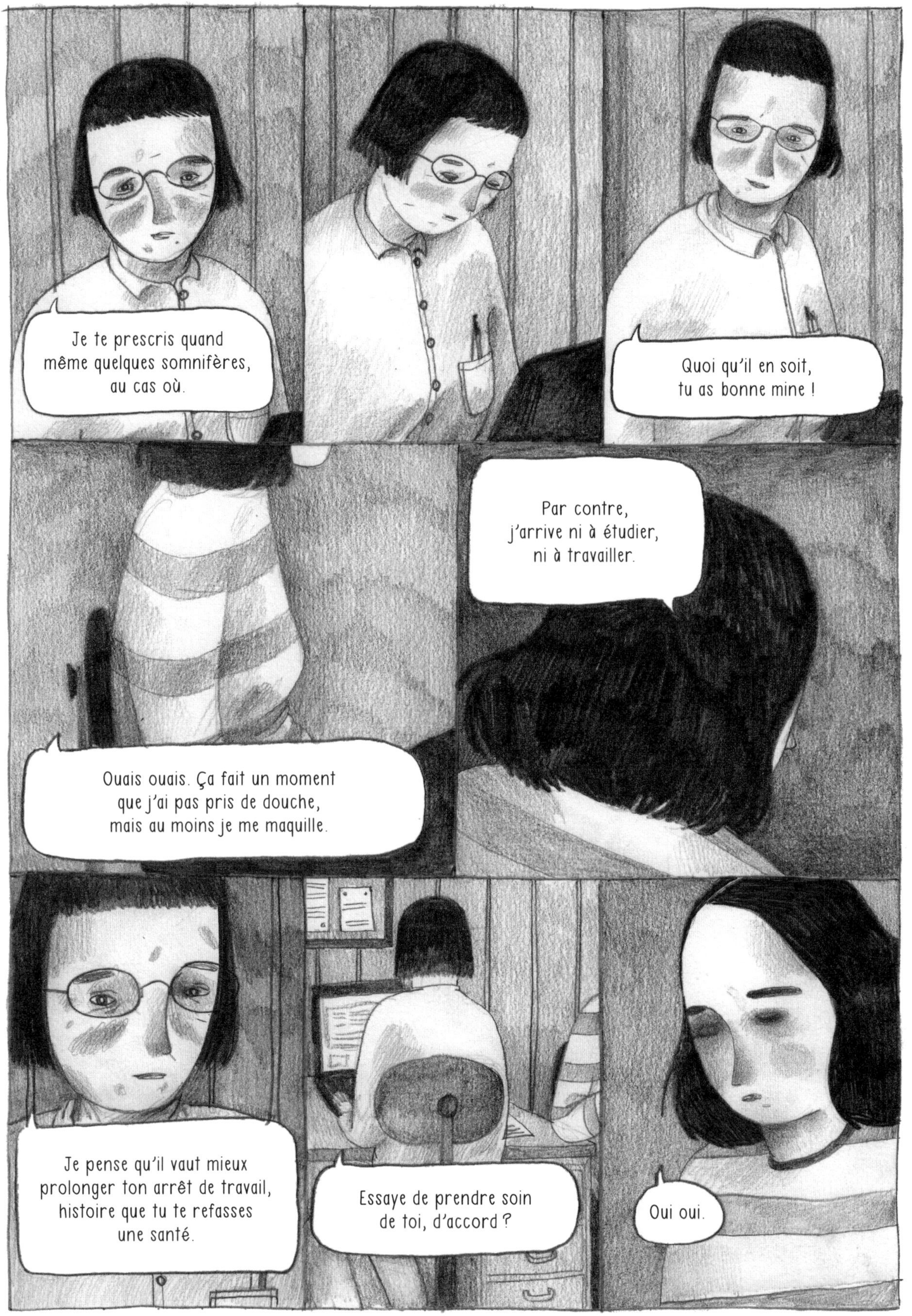
Je te prescris quand même quelques somnifères, au cas où.
Quoi qu'il en soit, tu as bonne mine !
Ouais ouais. Ça fait un moment que j'ai pas pris de douche, mais au moins je me maquille.
Par contre, j'arrive ni à étudier, ni à travailler.
Je pense qu'il vaut mieux prolonger ton arrêt de travail, histoire que tu te refasses une santé.
Essaye de prendre soin de toi, d'accord ?
Oui oui.

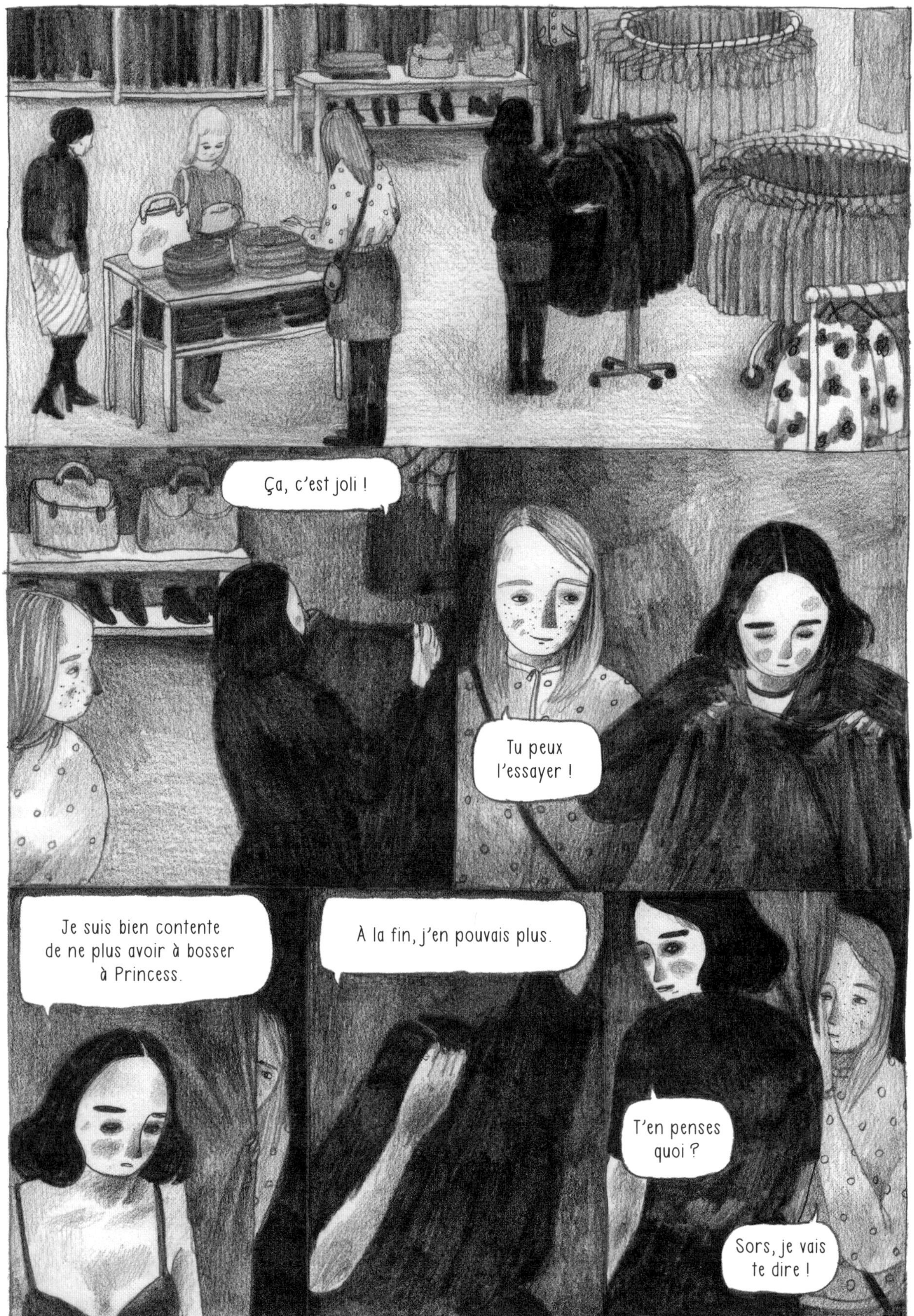
Ça, c'est joli !
Tu peux l'essayer !
Je suis bien contente de ne plus avoir à bosser à Princess.
À la fin, j'en pouvais plus.
T'en penses quoi ?
Sors, je vais te dire !

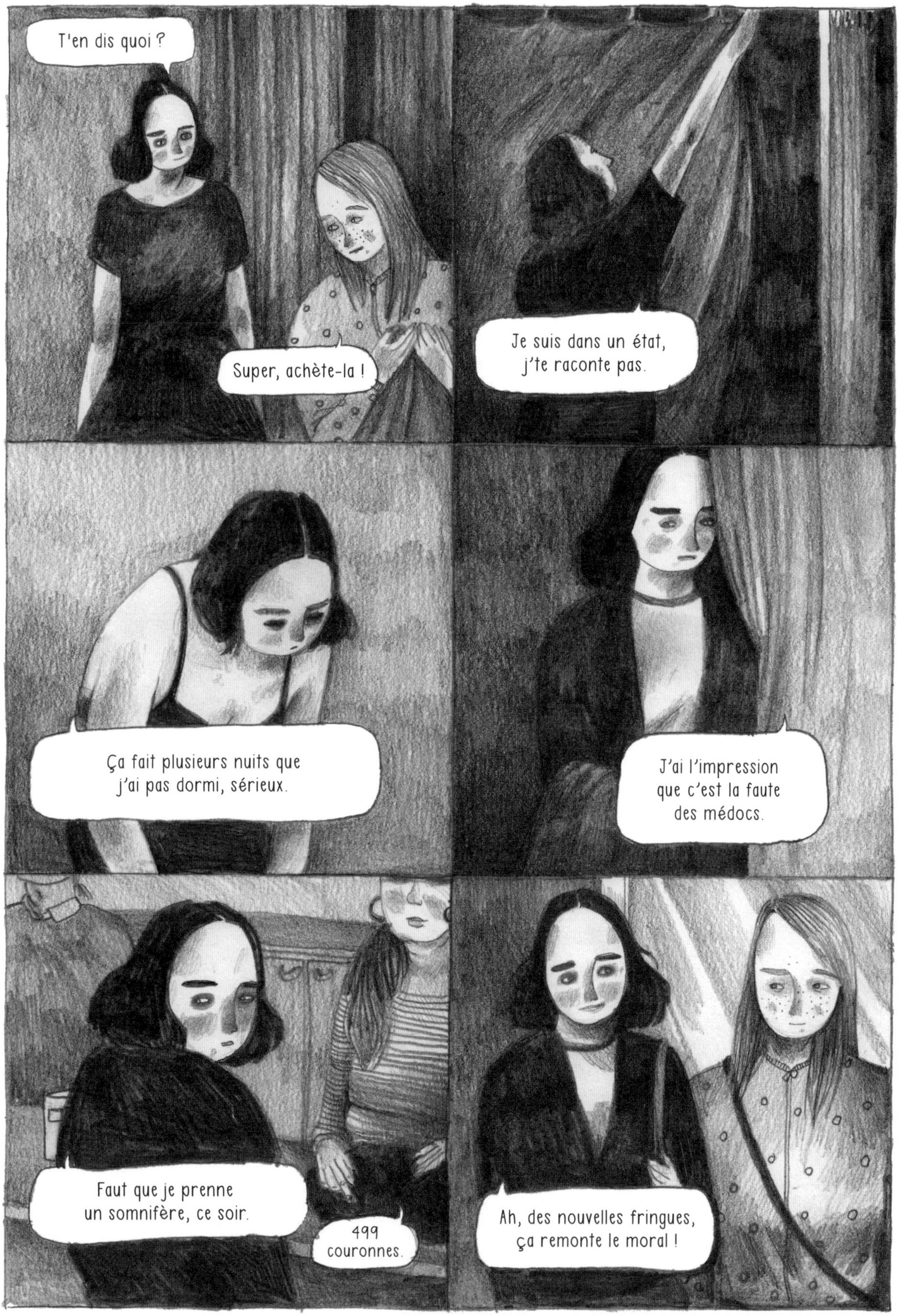
T'en dis quoi ?
Super, achète-la !
Je suis dans un état, j'te raconte pas.
Ça fait plusieurs nuits que j'ai pas dormi, sérieux.
J'ai l'impression que c'est la faute des médocs.
Faut que je prenne un somnifère, ce soir.
499 couronnes.
Ah, des nouvelles fringues, ça remonte le moral !

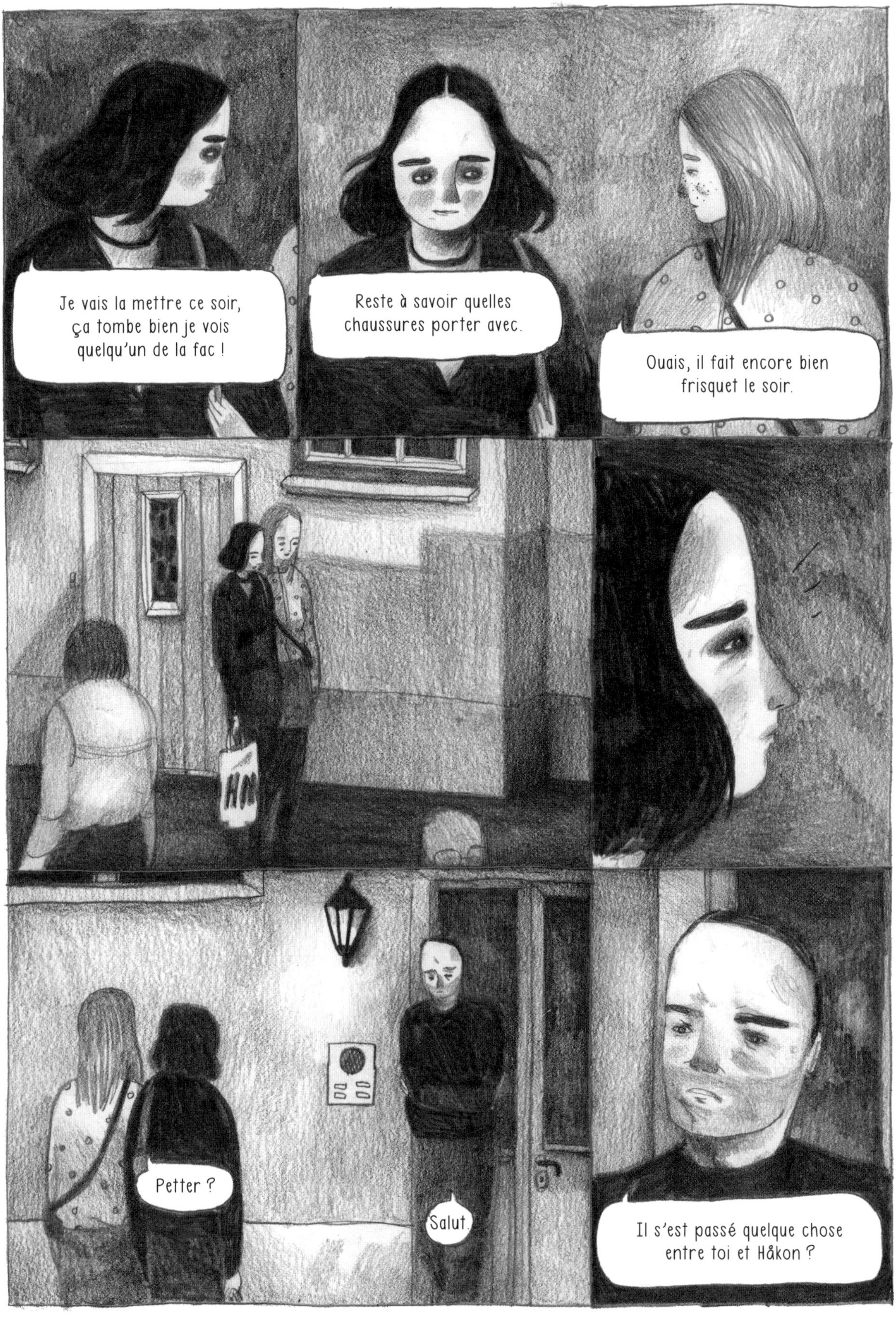
Je vais la mettre ce soir, ça tombe bien je vois quelqu'un de la fac !
Reste à savoir quelles chaussures porter avec.
Ouais, il fait encore bien frisquet le soir.
Petter ?
Salut.
Il s'est passé quelque chose entre toi et Håkon ?

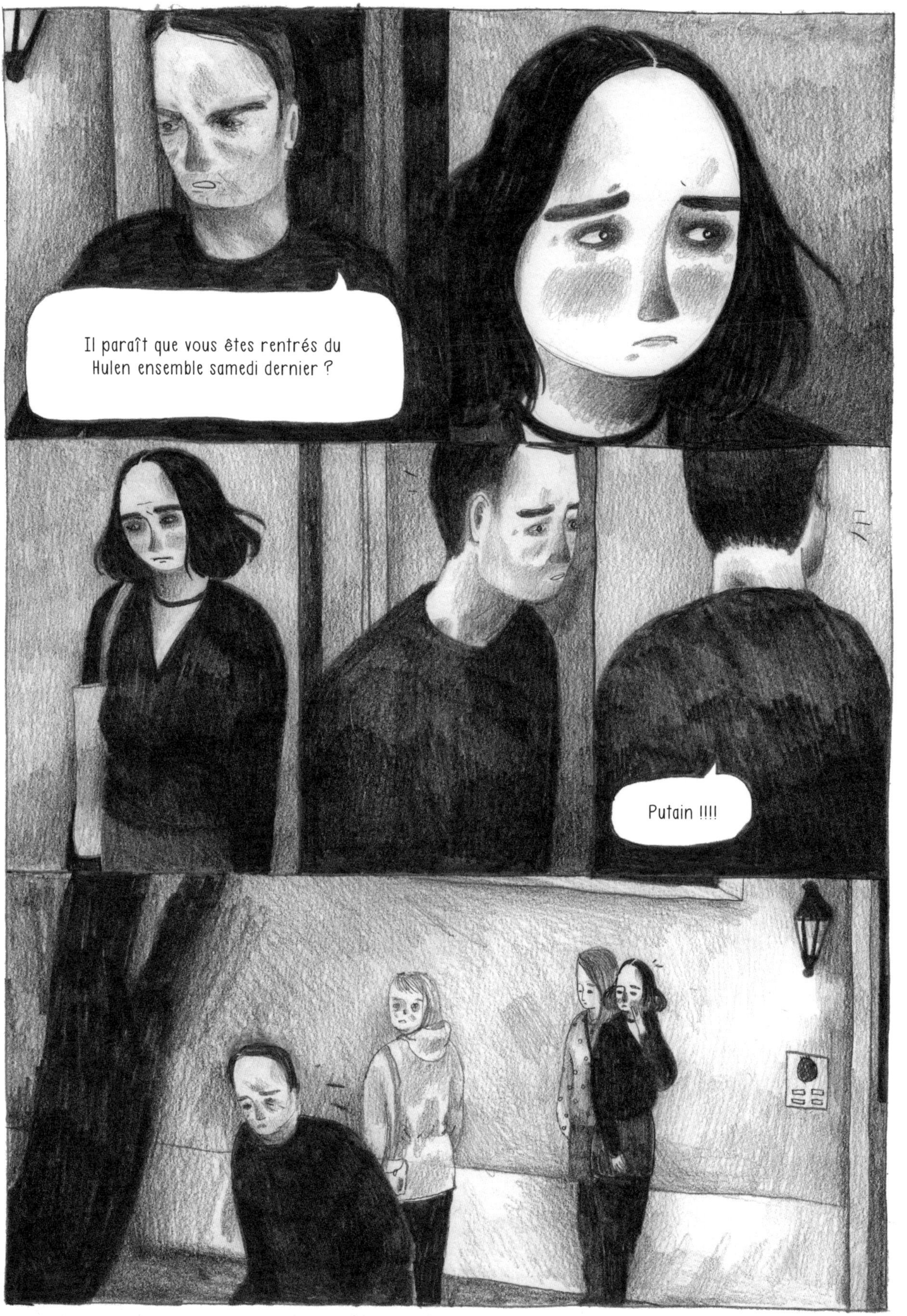
Il paraît que vous êtes rentrés du Hulen ensemble samedi dernier ?
Putain !!!!

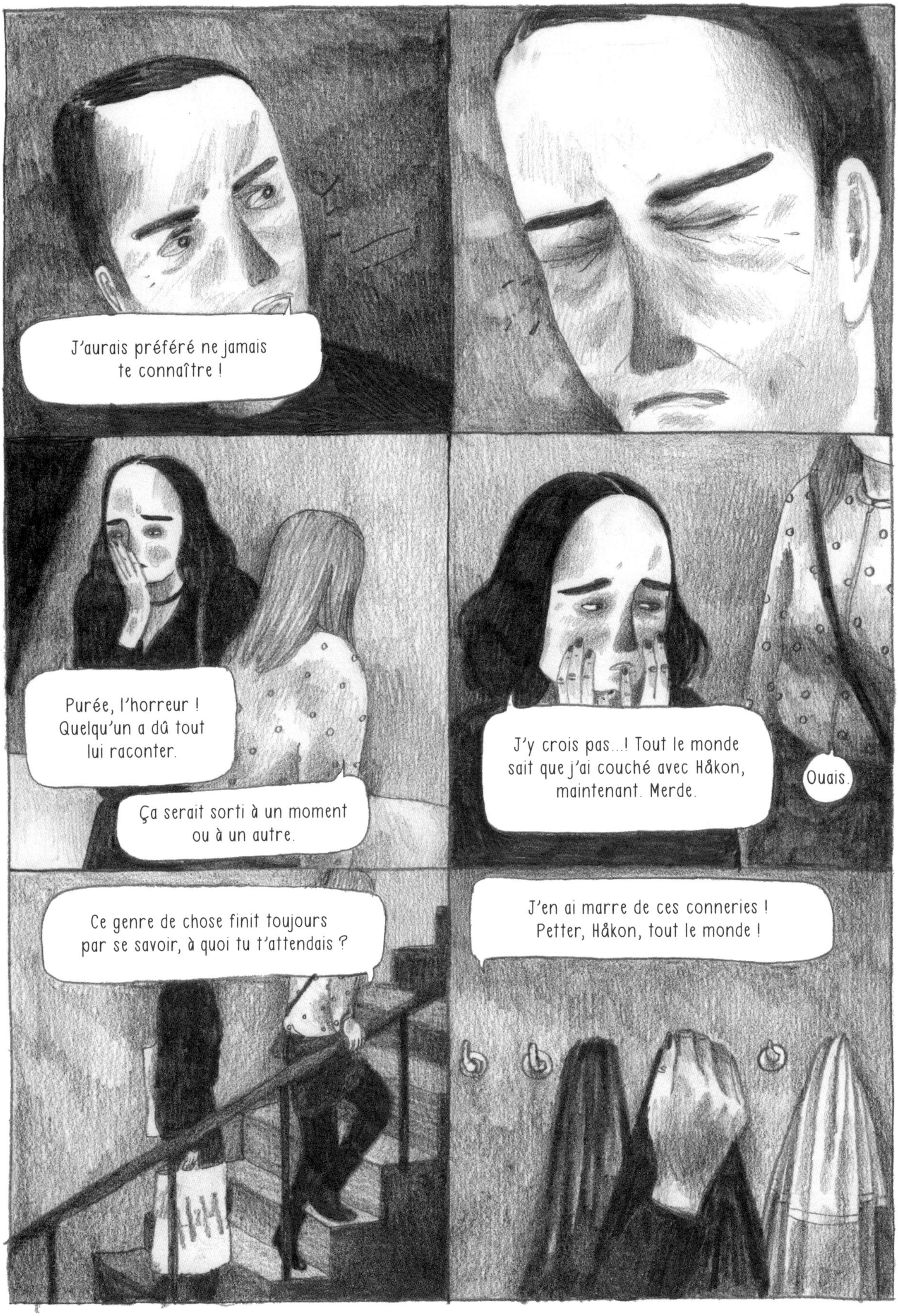
J'aurais préféré ne jamais te connaître !
Purée, l'horreur ! Quelqu'un a dû tout lui raconter.
Ça serait sorti à un moment ou à un autre.
J'y crois pas...! Tout le monde sait que j'ai couché avec Håkon, maintenant. Merde.
Ouais.
Ce genre de chose finit toujours par se savoir, à quoi tu t'attendais ?
J'en ai marre de ces conneries ! Petter, Håkon, tout le monde !

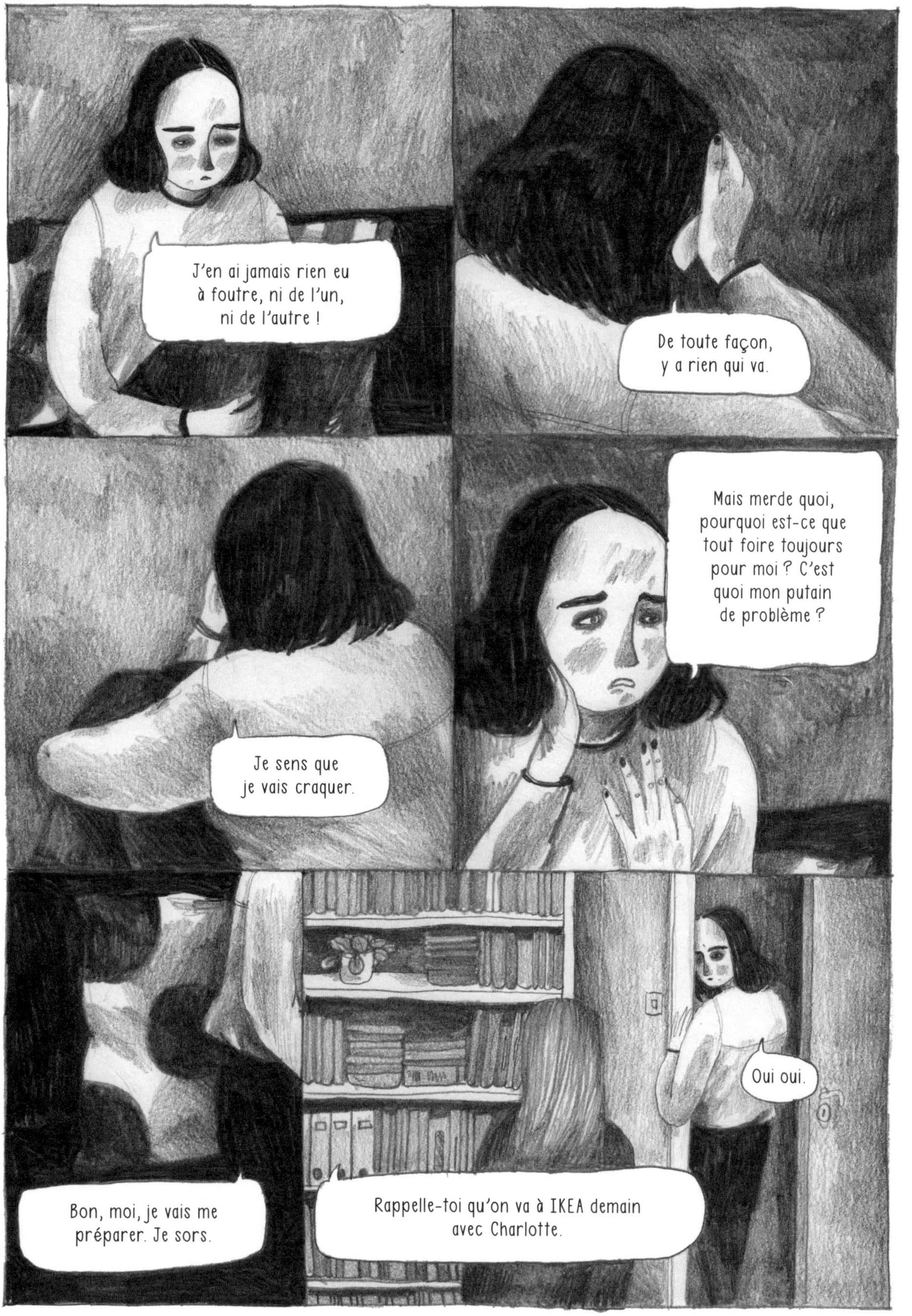
J'en ai jamais rien eu à foutre, ni de l'un, ni de l'autre !
De toute façon, y a rien qui va.
Je sens que je vais craquer.
Mais merde quoi, pourquoi est-ce que tout foire toujours pour moi ? C'est quoi mon putain de problème ?
Bon, moi, je vais me préparer. Je sors.
Rappelle-toi qu'on va à IKEA demain avec Charlotte.
Oui oui.

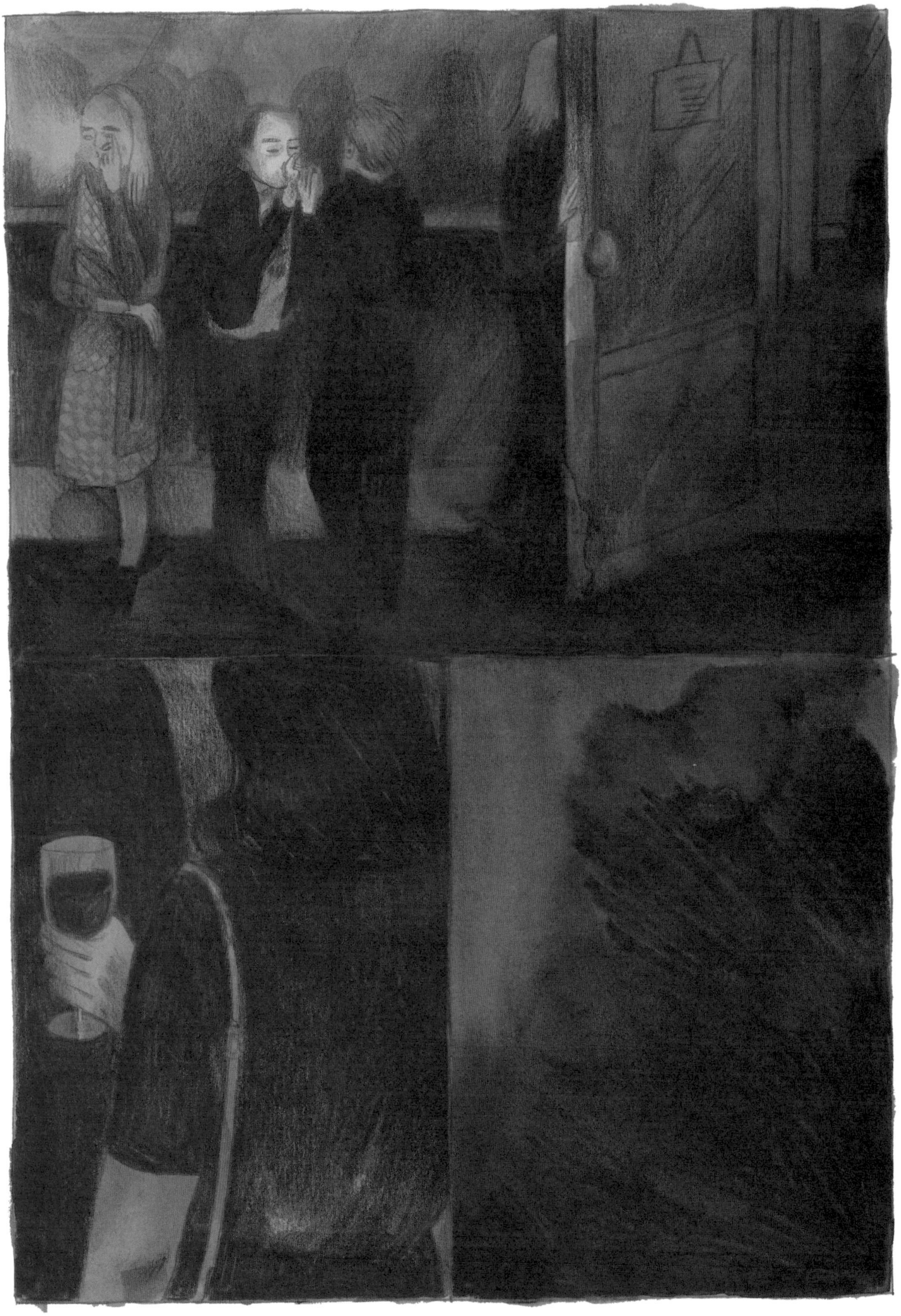

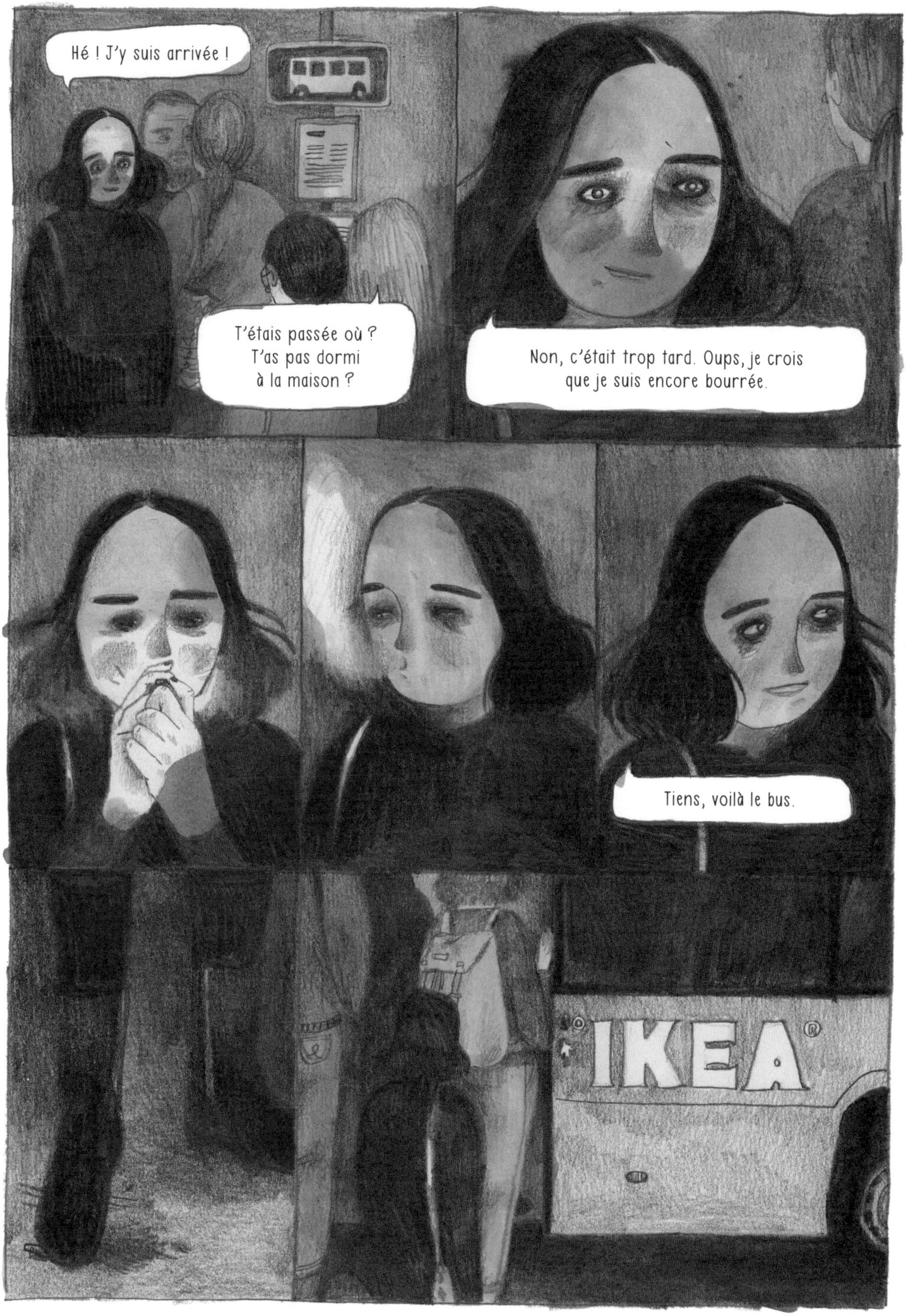
Hé ! J'y suis arrivée !
T'étais passée où ? T'as pas dormi à la maison ?
Non, c'était trop tard. Oups, je crois que je suis encore bourrée.
Tiens, voilà le bus.
IKEA

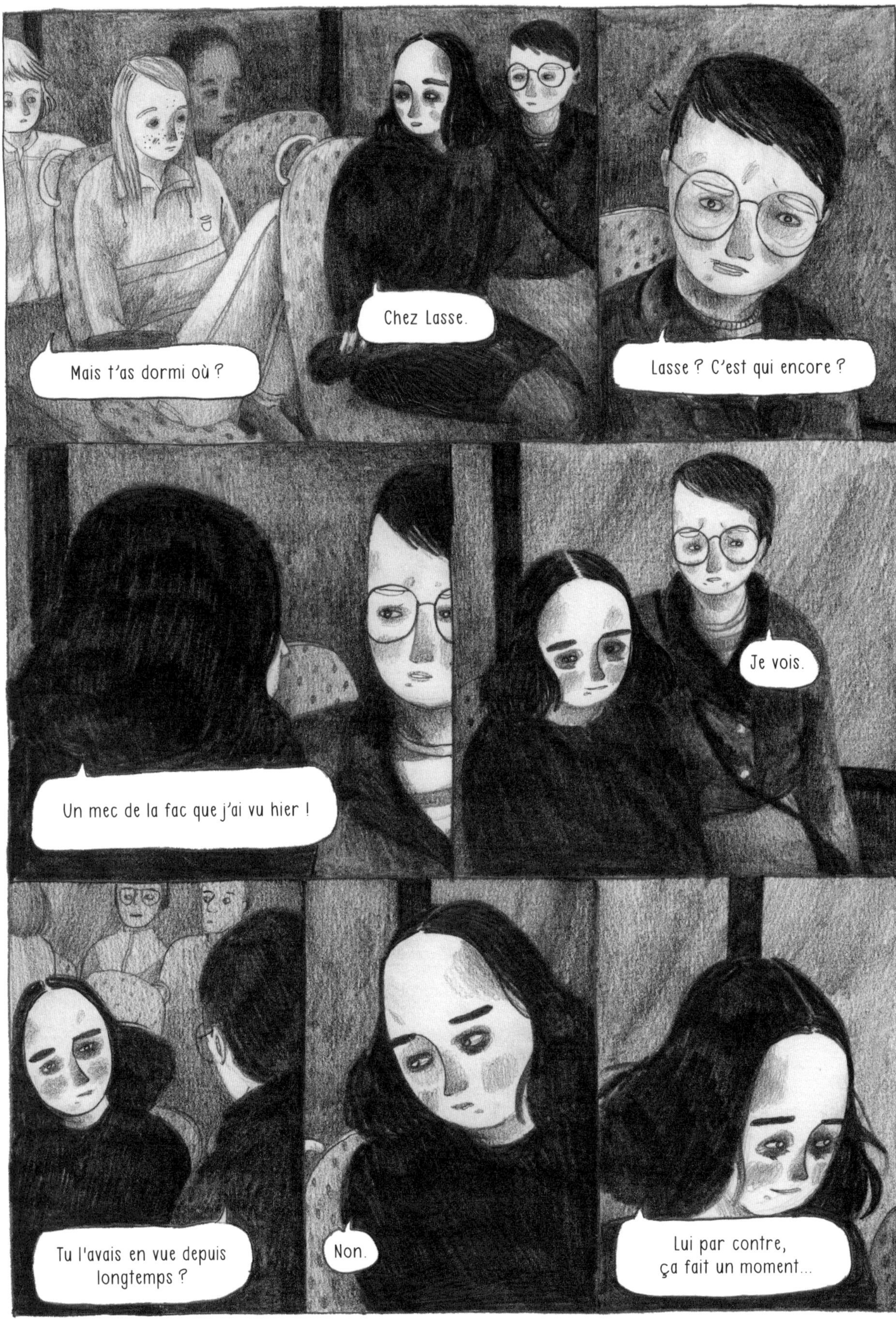
Mais t'as dormi où ?
Chez Lasse.
Lasse ? C'est qui encore ?
Un mec de la fac que j'ai vu hier !
Je vois.
Tu l'avais en vue depuis longtemps ?
Non.
Lui par contre, ça fait un moment...

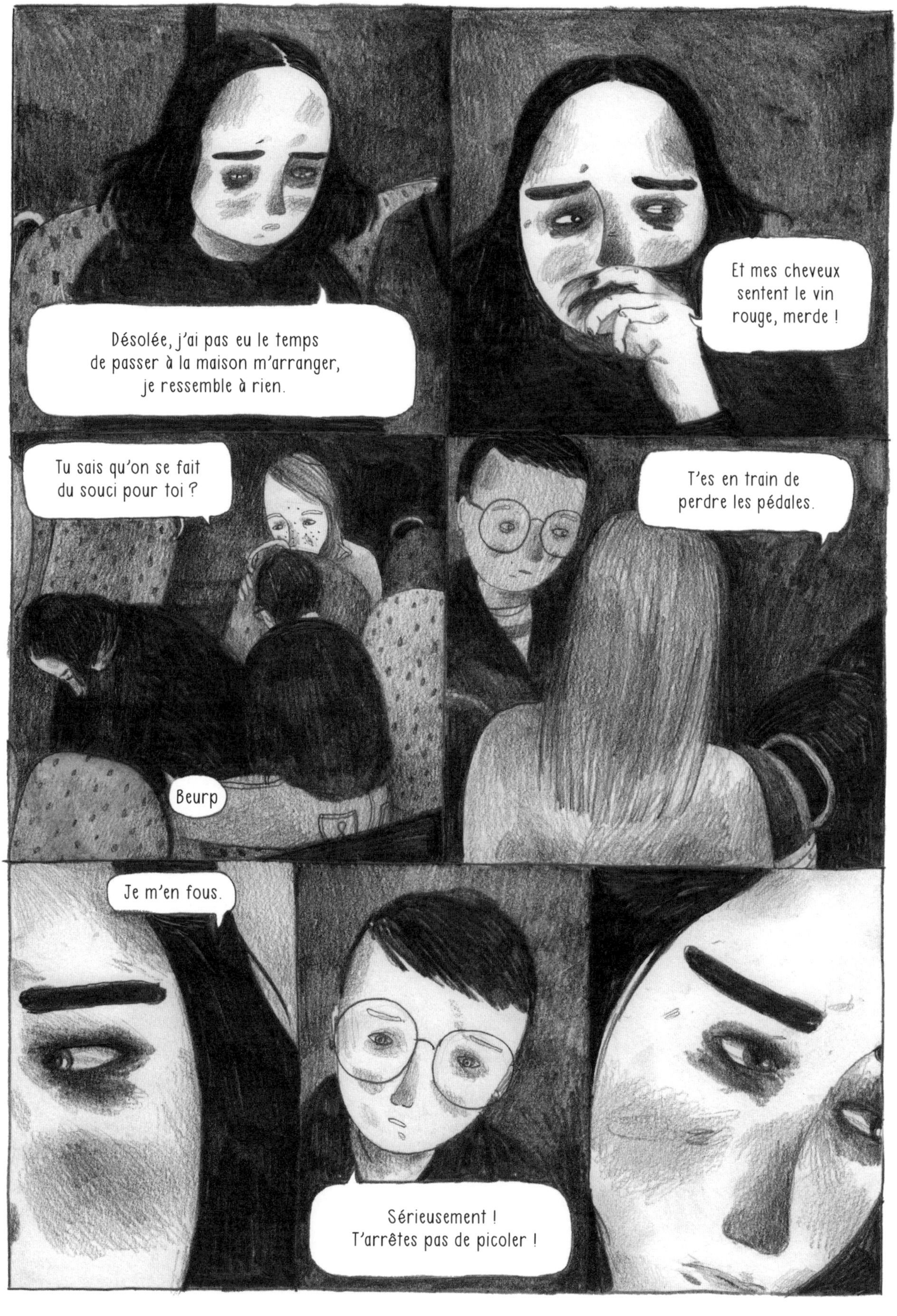
Désolée, j'ai pas eu le temps de passer à la maison m'arranger, je ressemble à rien.
Et mes cheveux sentent le vin rouge, merde !
Tu sais qu'on se fait du souci pour toi ?
Beurp
T'es en train de perdre les pédales.
Je m'en fous.
Sérieusement ! T'arrêtes pas de picoler !

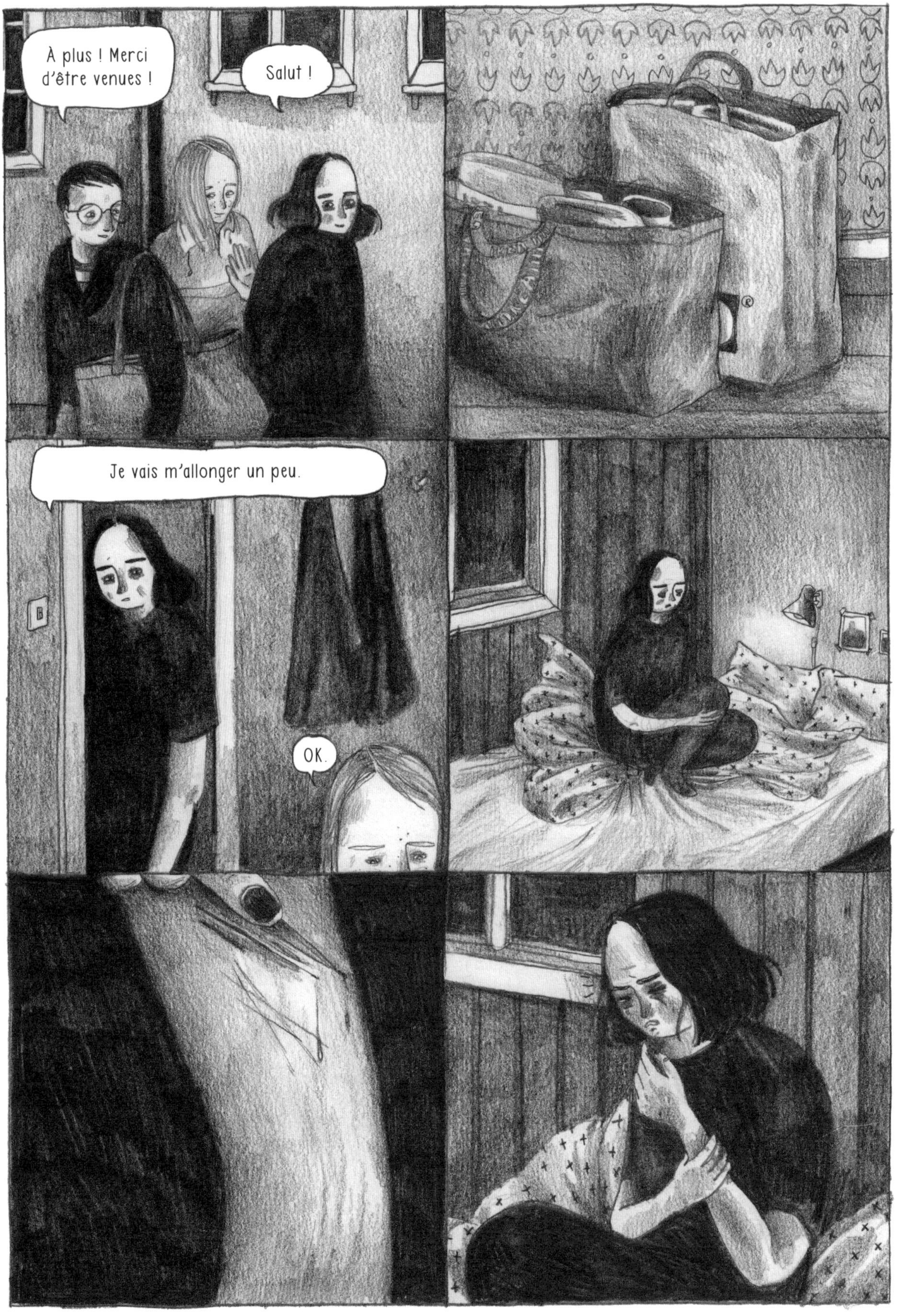
À plus ! Merci d'être venues !
Salut !
Je vais m'allonger un peu.
OK.

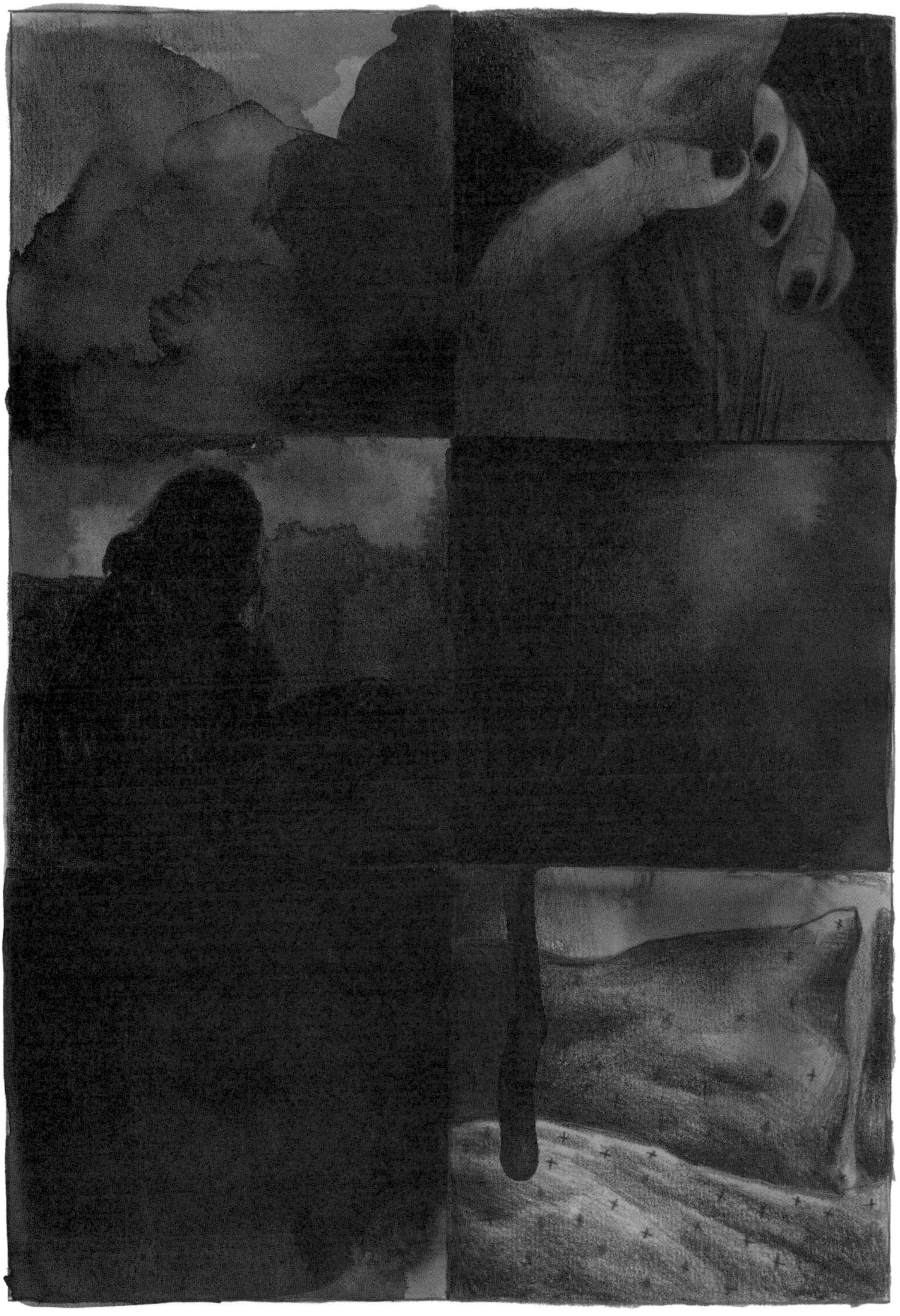

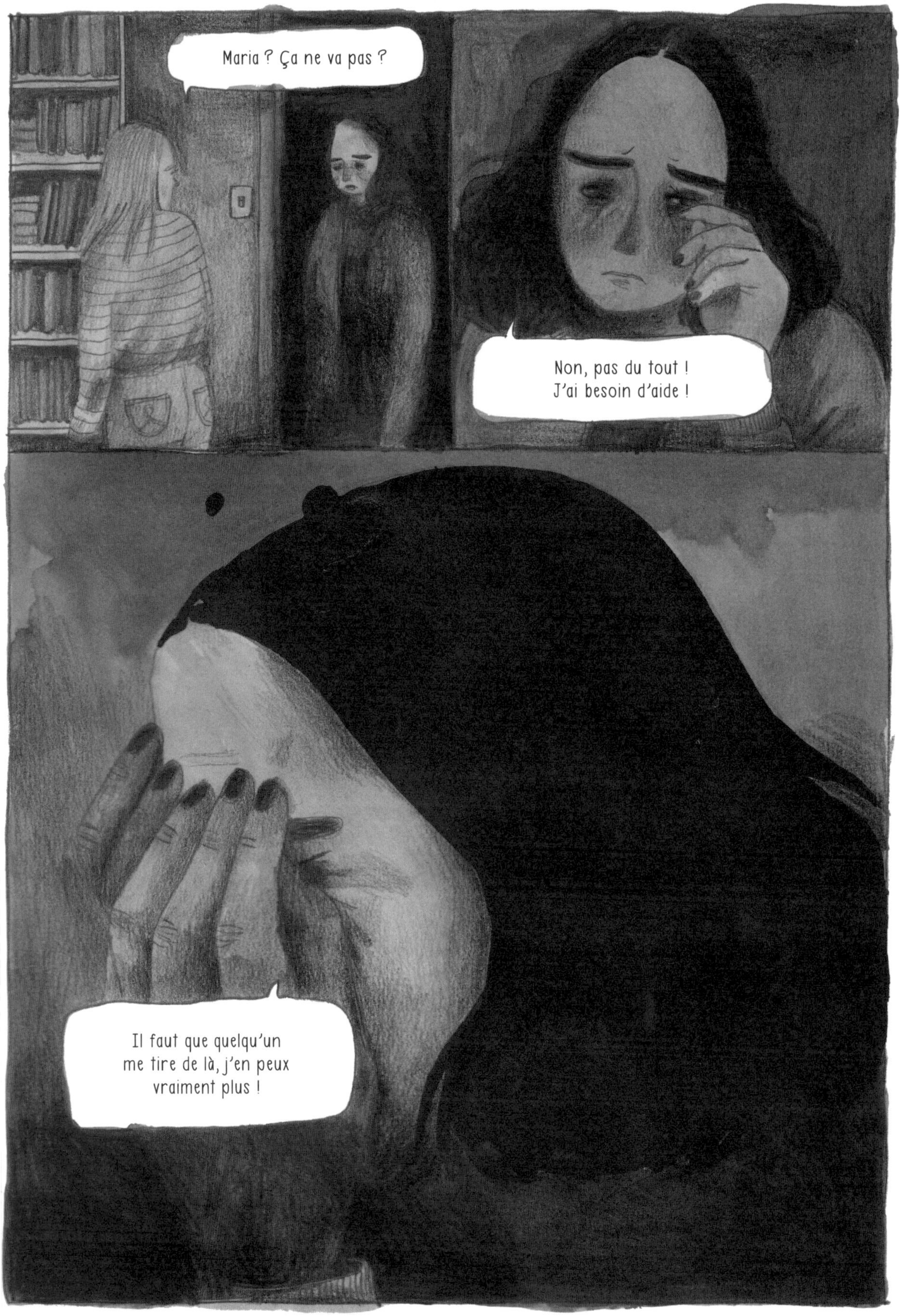
Maria ? Ça ne va pas ?
Non, pas du tout ! J'ai besoin d'aide !
Il faut que quelqu'un me tire de là, j'en peux vraiment plus !

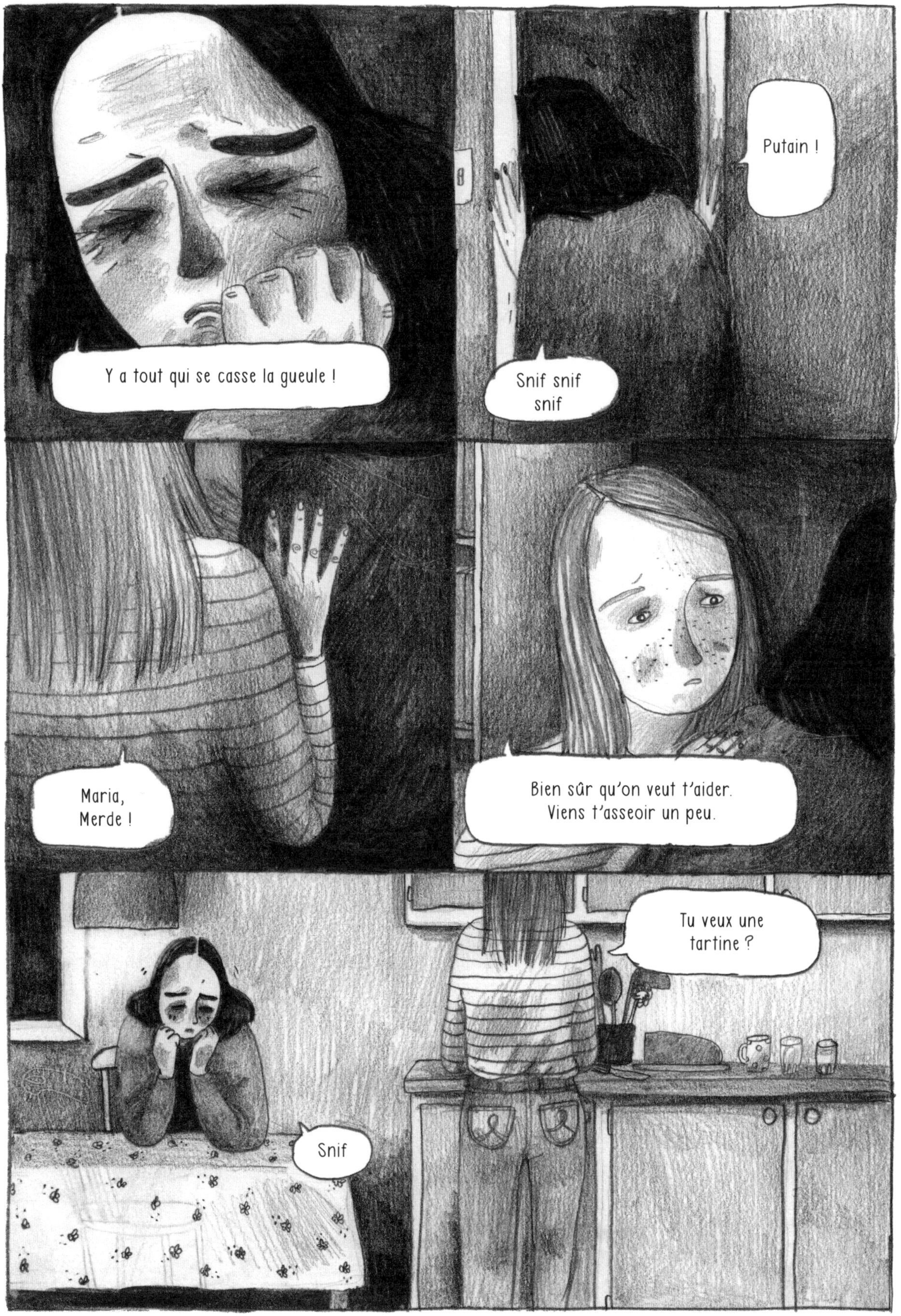
Y a tout qui se casse la gueule !
Putain !
Snif snif snif
Maria, Merde !
Bien sûr qu'on veut t'aider. Viens t'asseoir un peu.
Tu veux une tartine ?
Snif

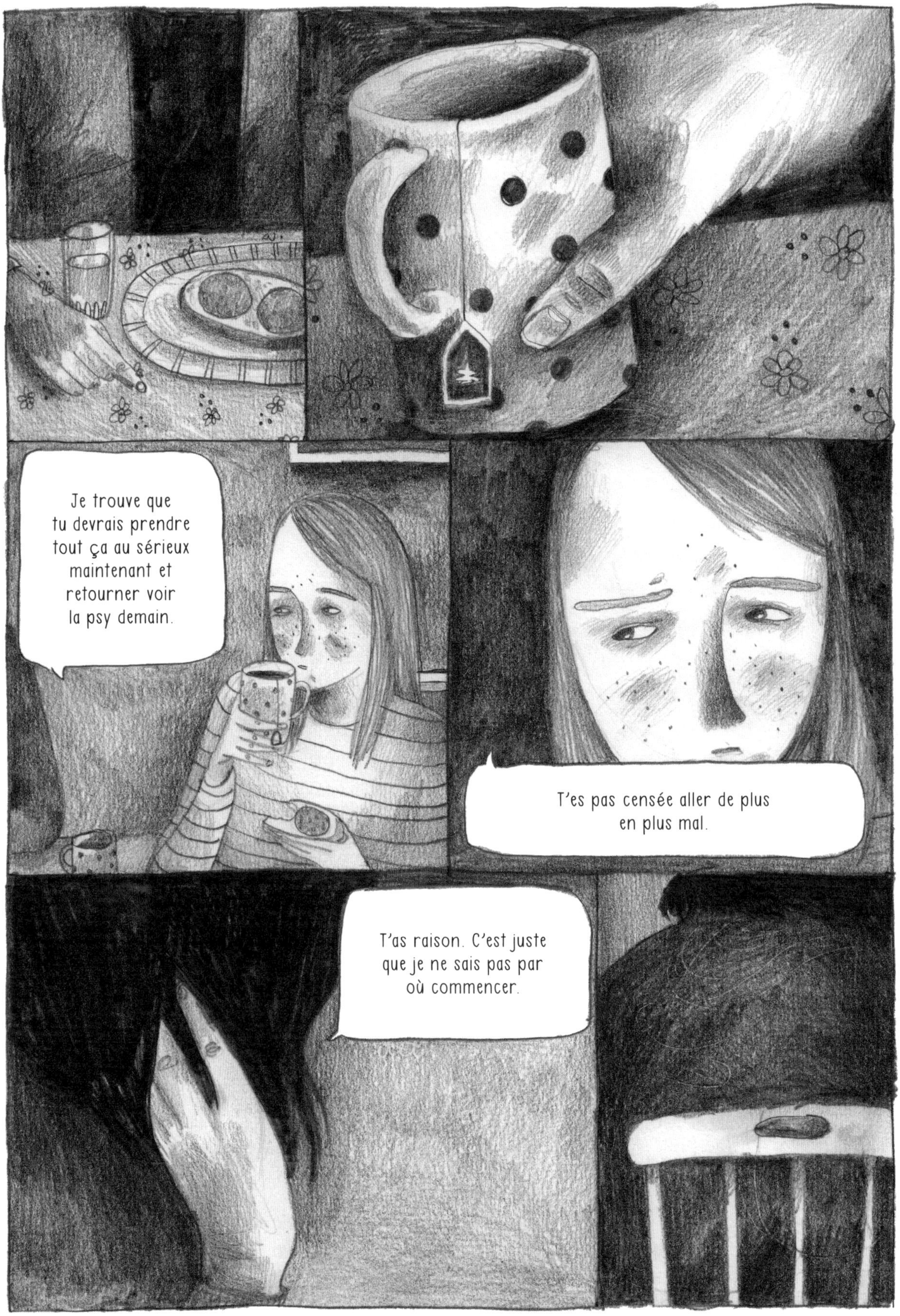
Je trouve que tu devrais prendre tout ça au sérieux maintenant et retourner voir la psy demain.
T'es pas censée aller de plus en plus mal.
T'as raison. C'est juste que je ne sais pas par où commencer.

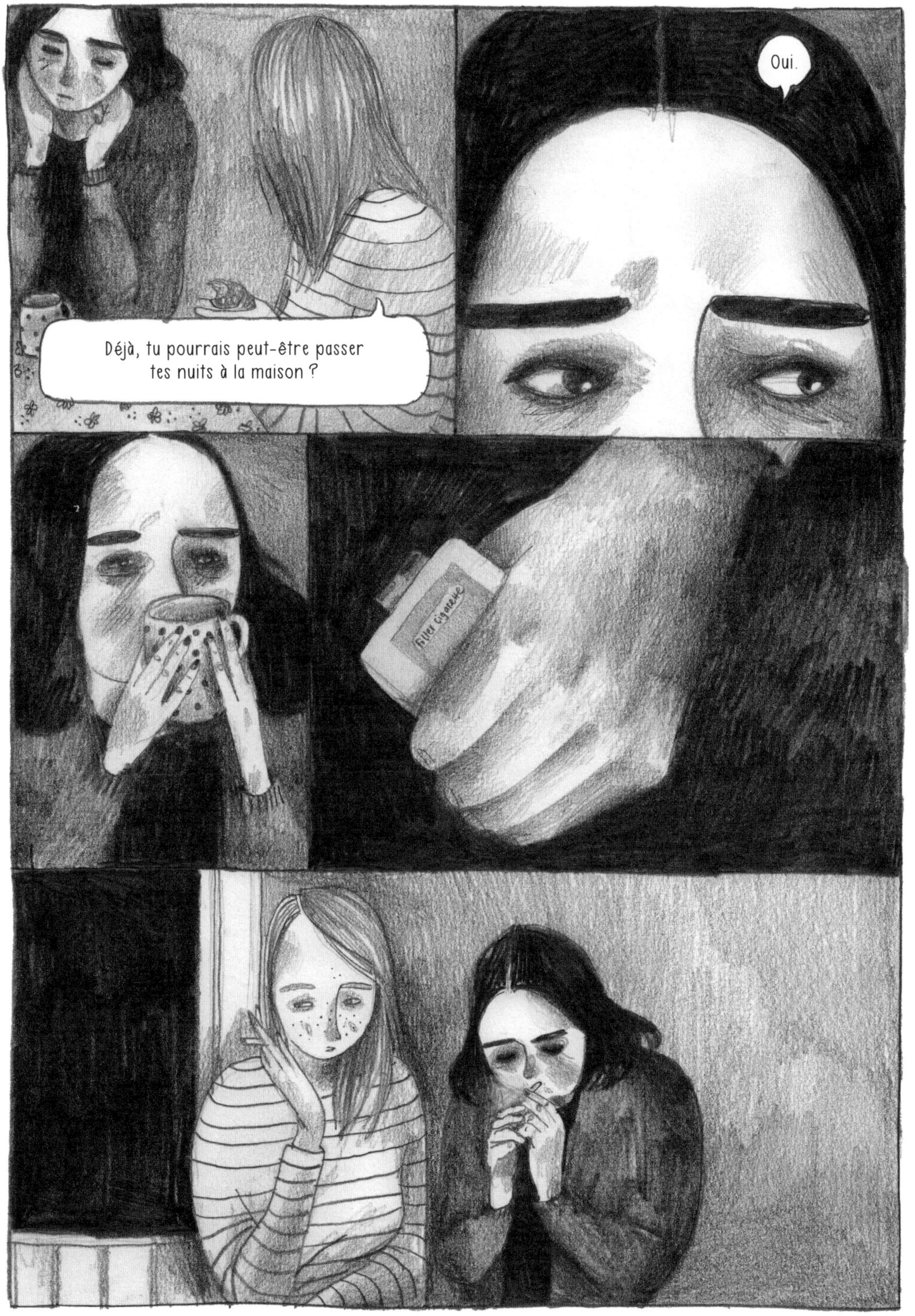
Déjà, tu pourrais peut-être passer tes nuits à la maison ?
Oui.

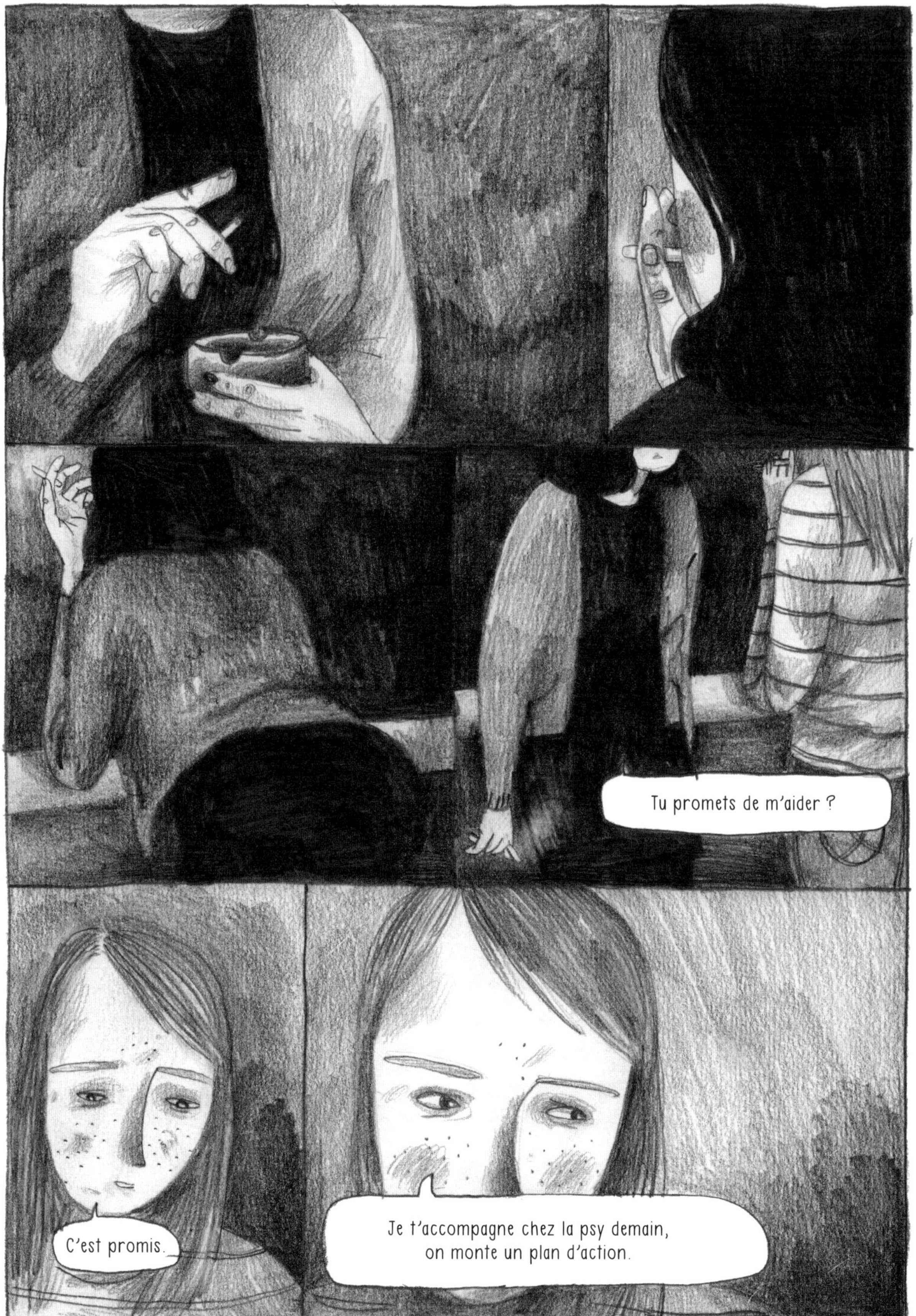
Tu promets de m'aider ?
C'est promis.
Je t'accompagne chez la psy demain,
on monte un plan d'action.

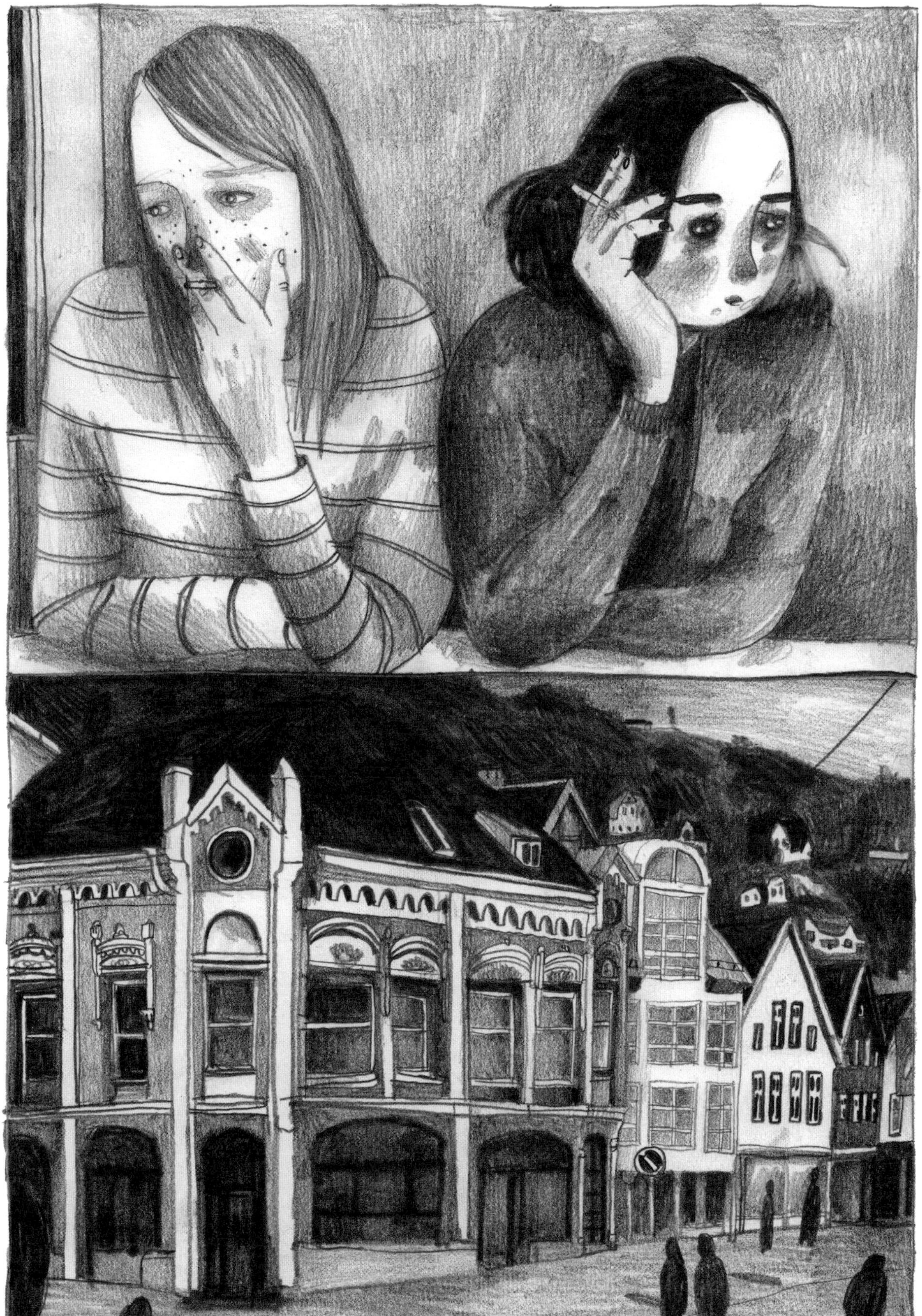

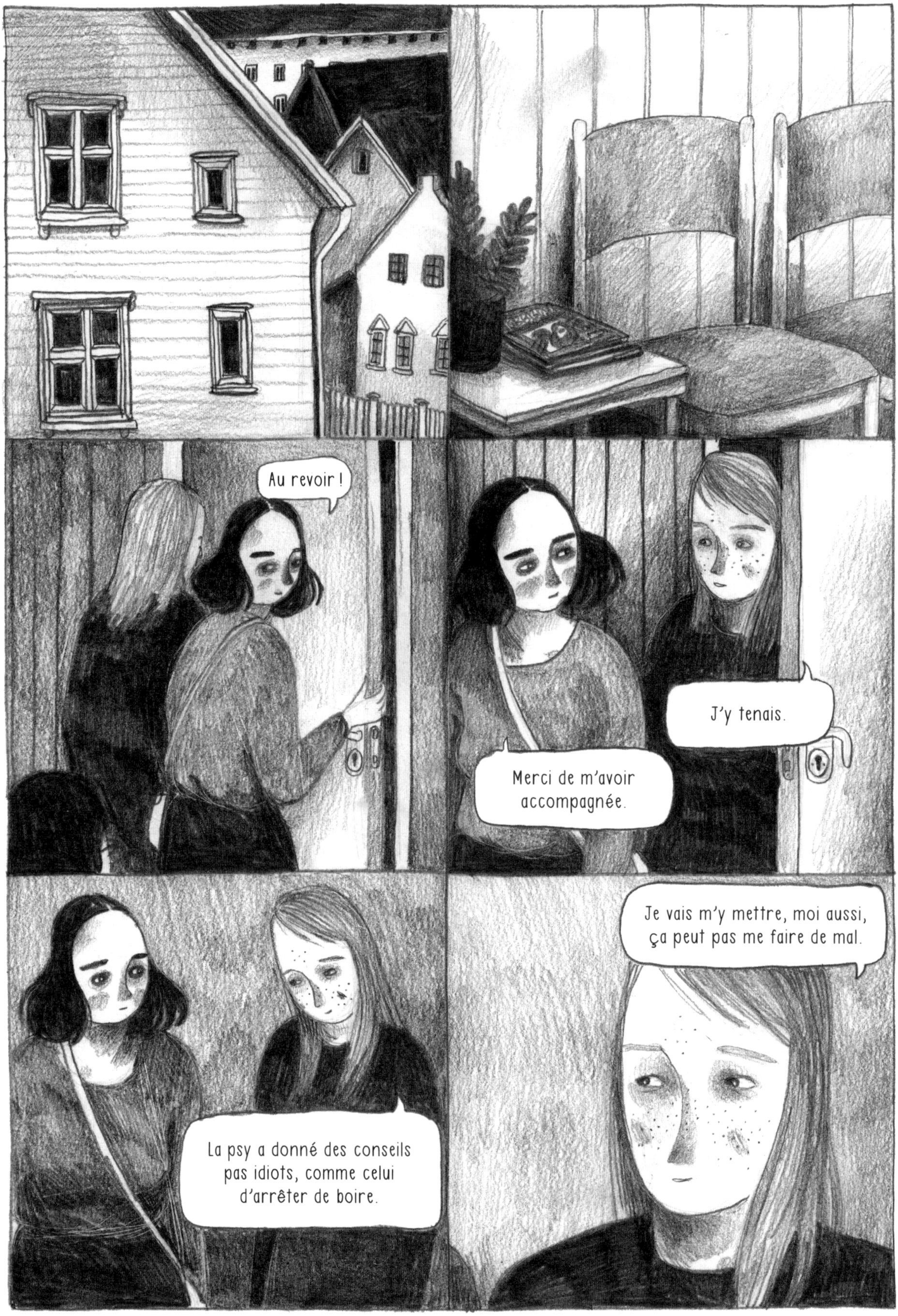
Au revoir !
Merci de m'avoir accompagnée.
J'y tenais.
La psy a donné des conseils pas idiots, comme celui d'arrêter de boire.
Je vais m'y mettre, moi aussi, ça peut pas me faire de mal.

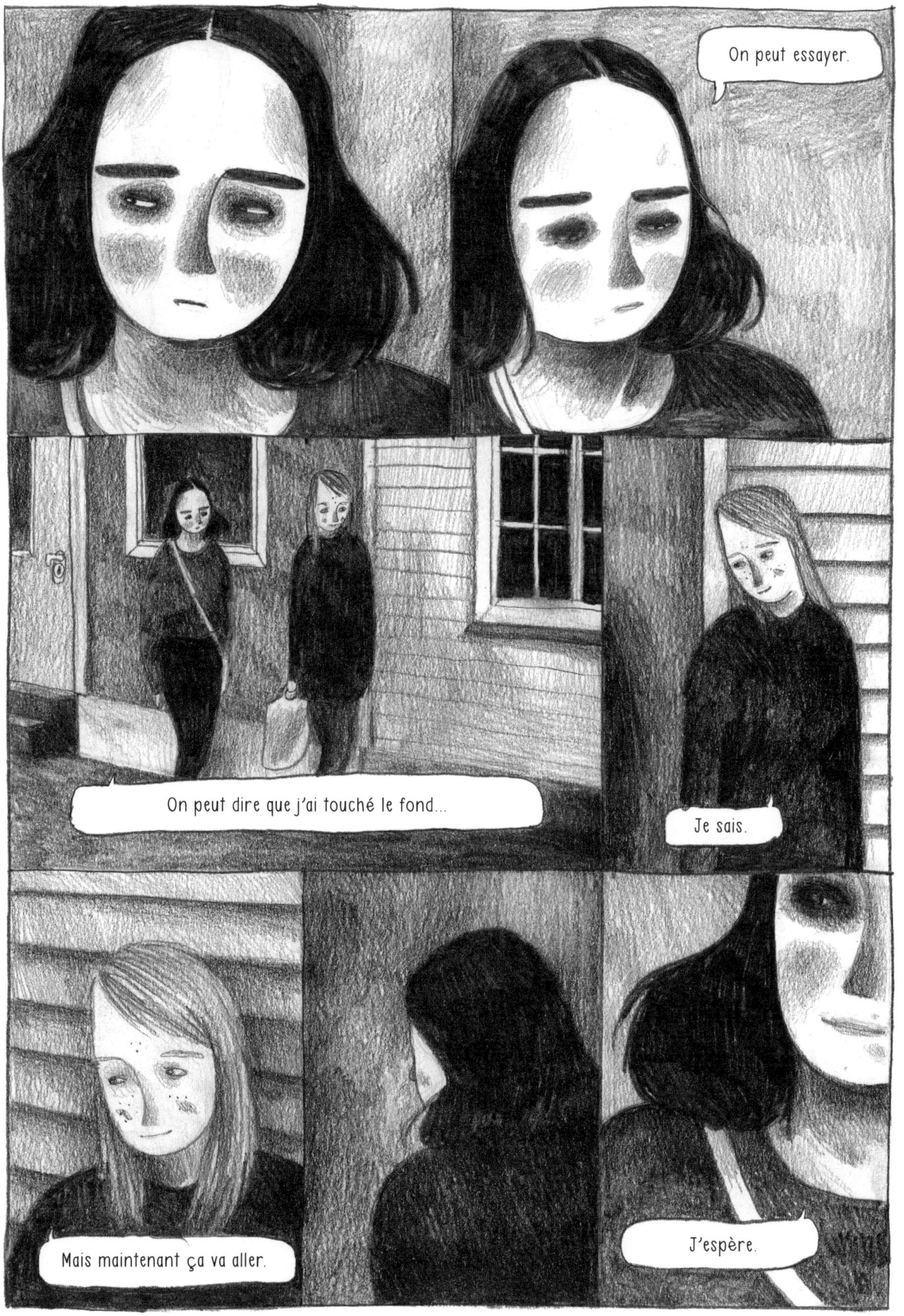
On peut essayer.
On peut dire que j'ai touché le fond...
Je sais.
Mais maintenant ça va aller.
J'espère.

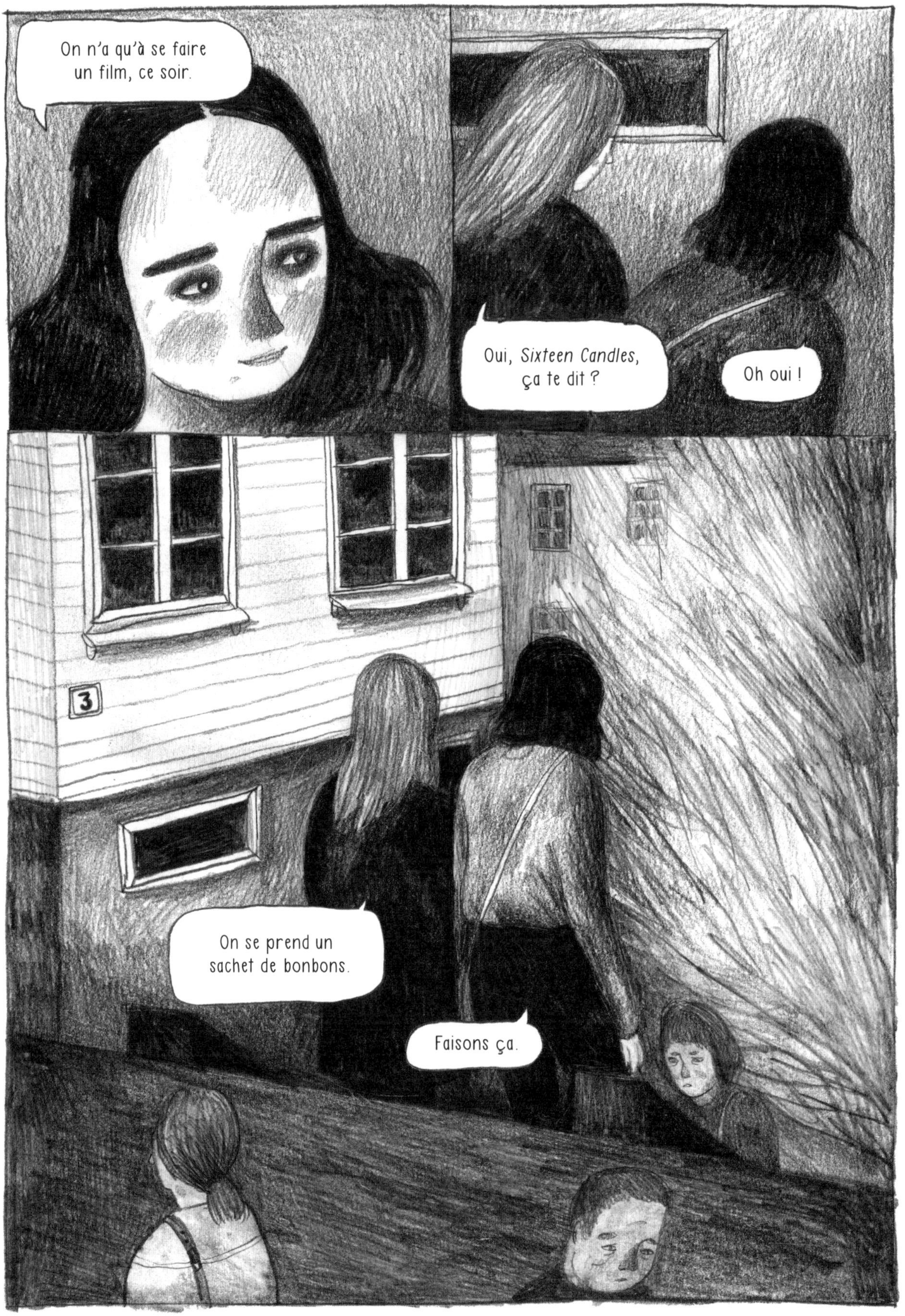
On n'a qu'à se faire
un film, ce soir.
Oui, *Sixteen Candles*,
ça te dit ?
Oh oui !
On se prend un
sachet de bonbons.
Faisons ça.

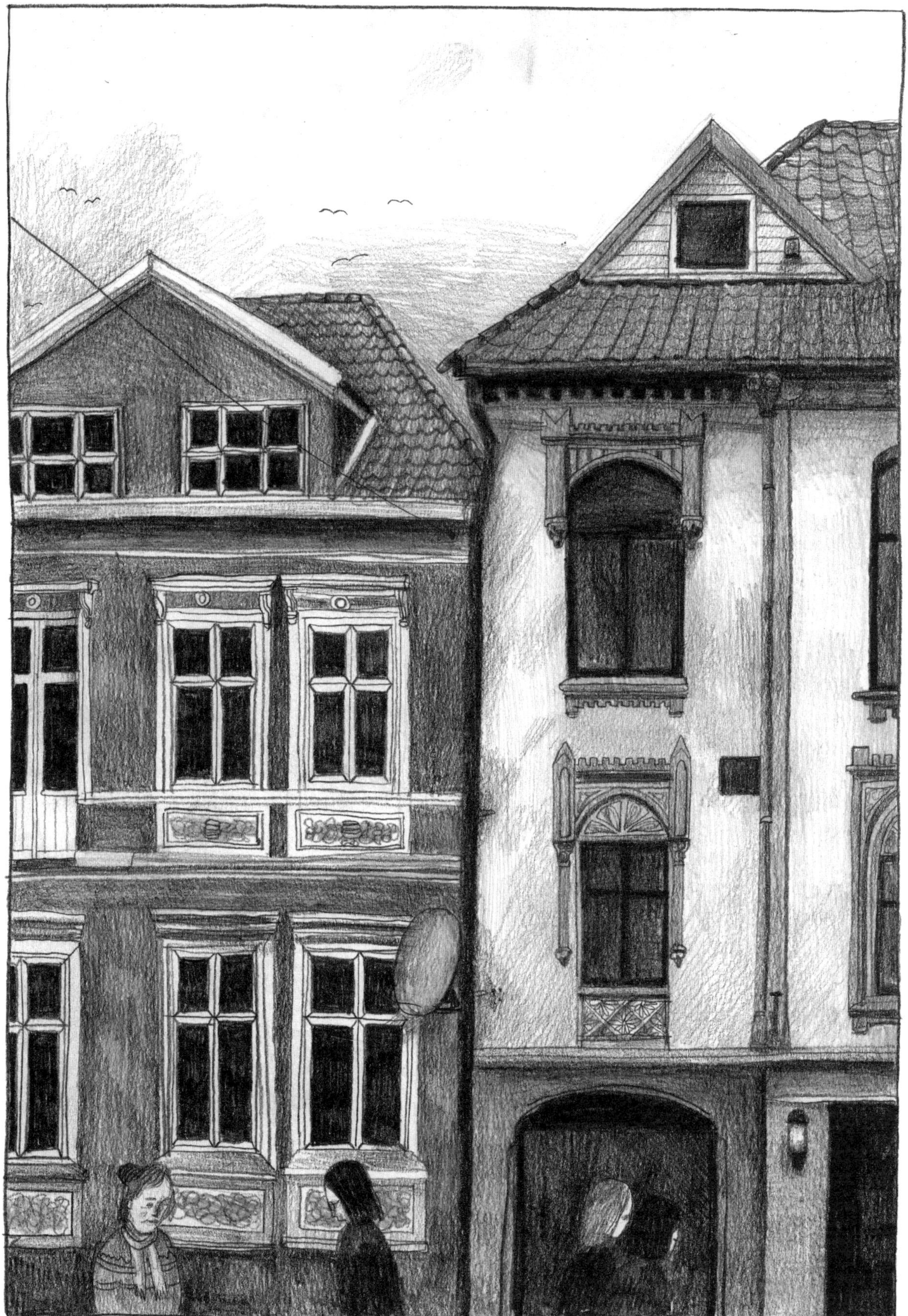

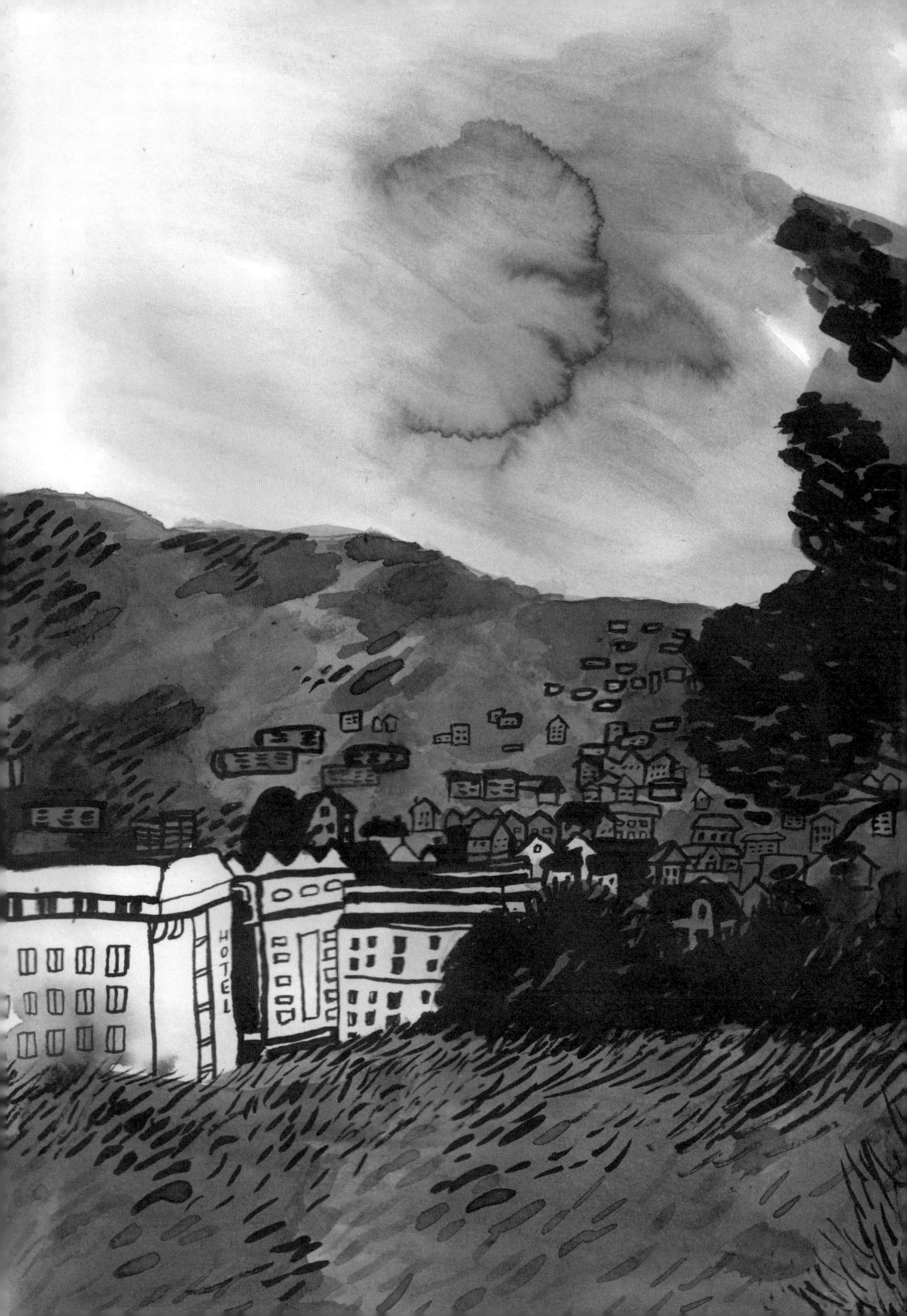
HOTEL

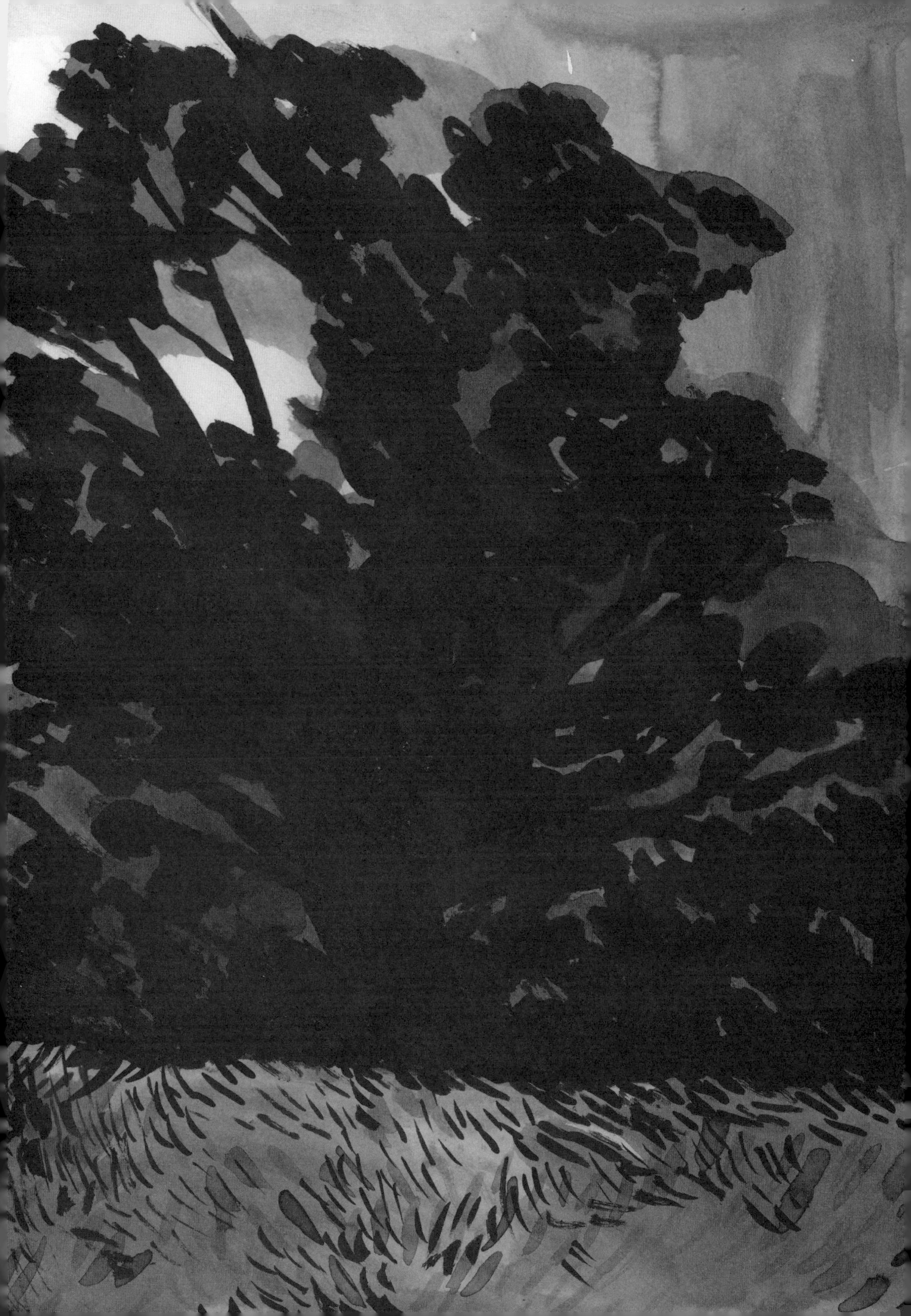

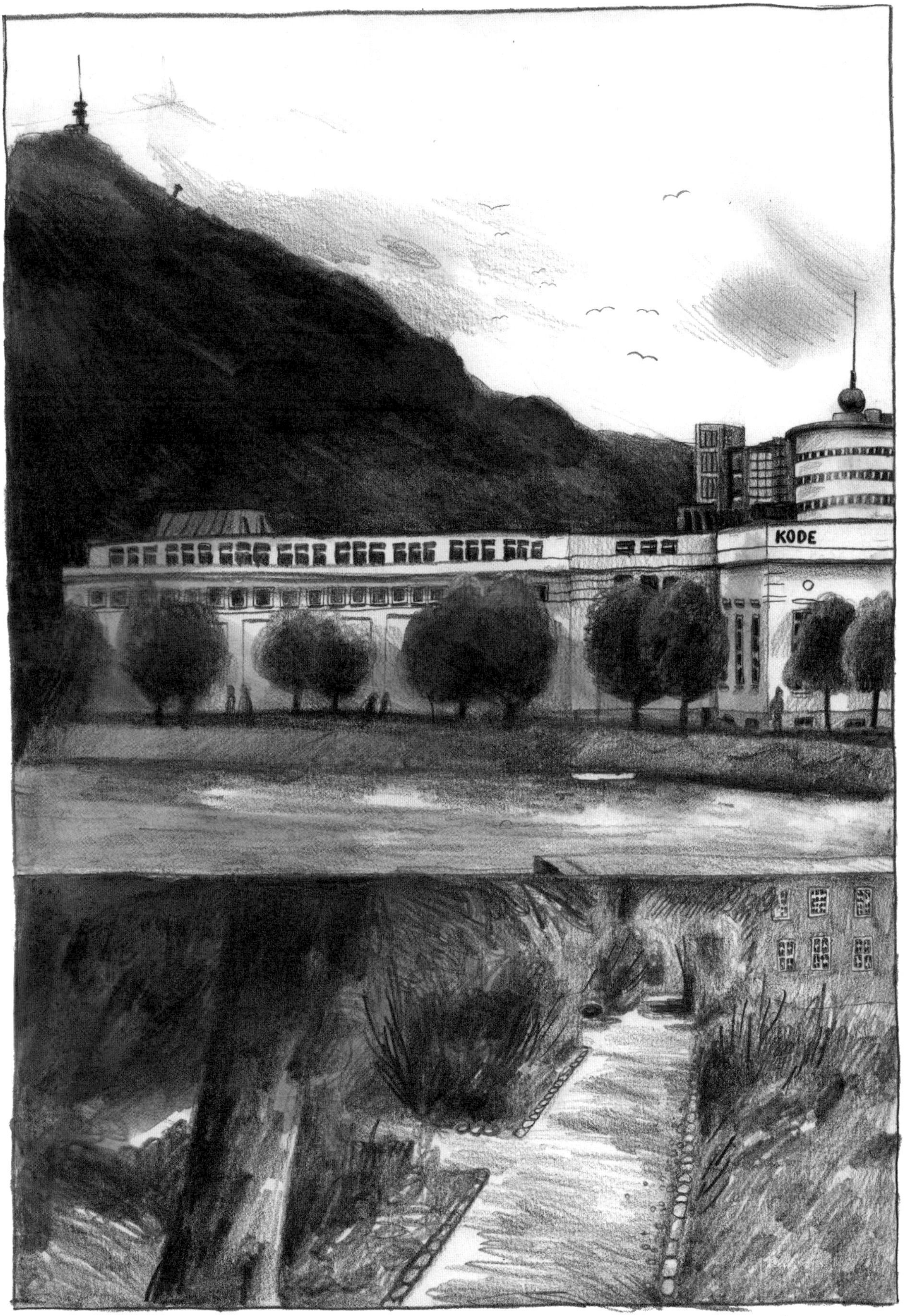
KODE

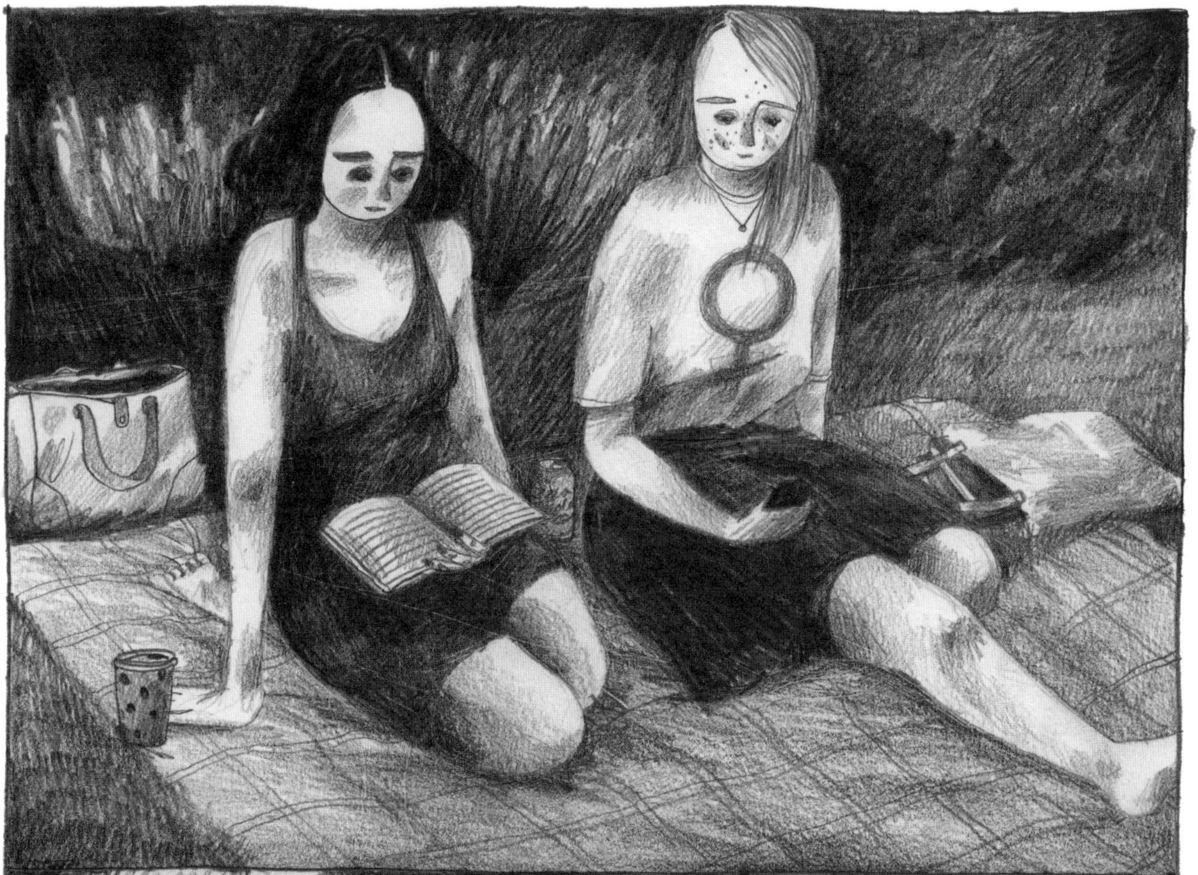

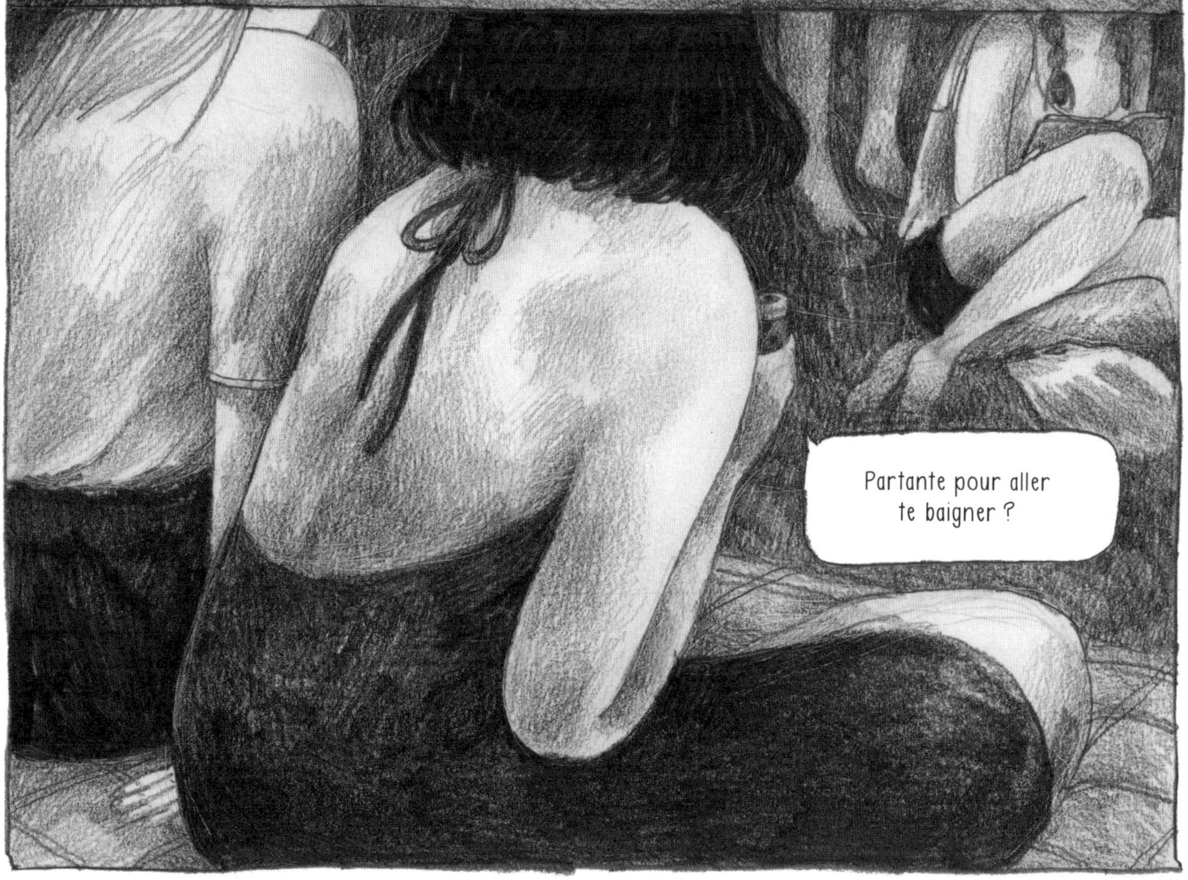
Partante pour aller
te baigner ?

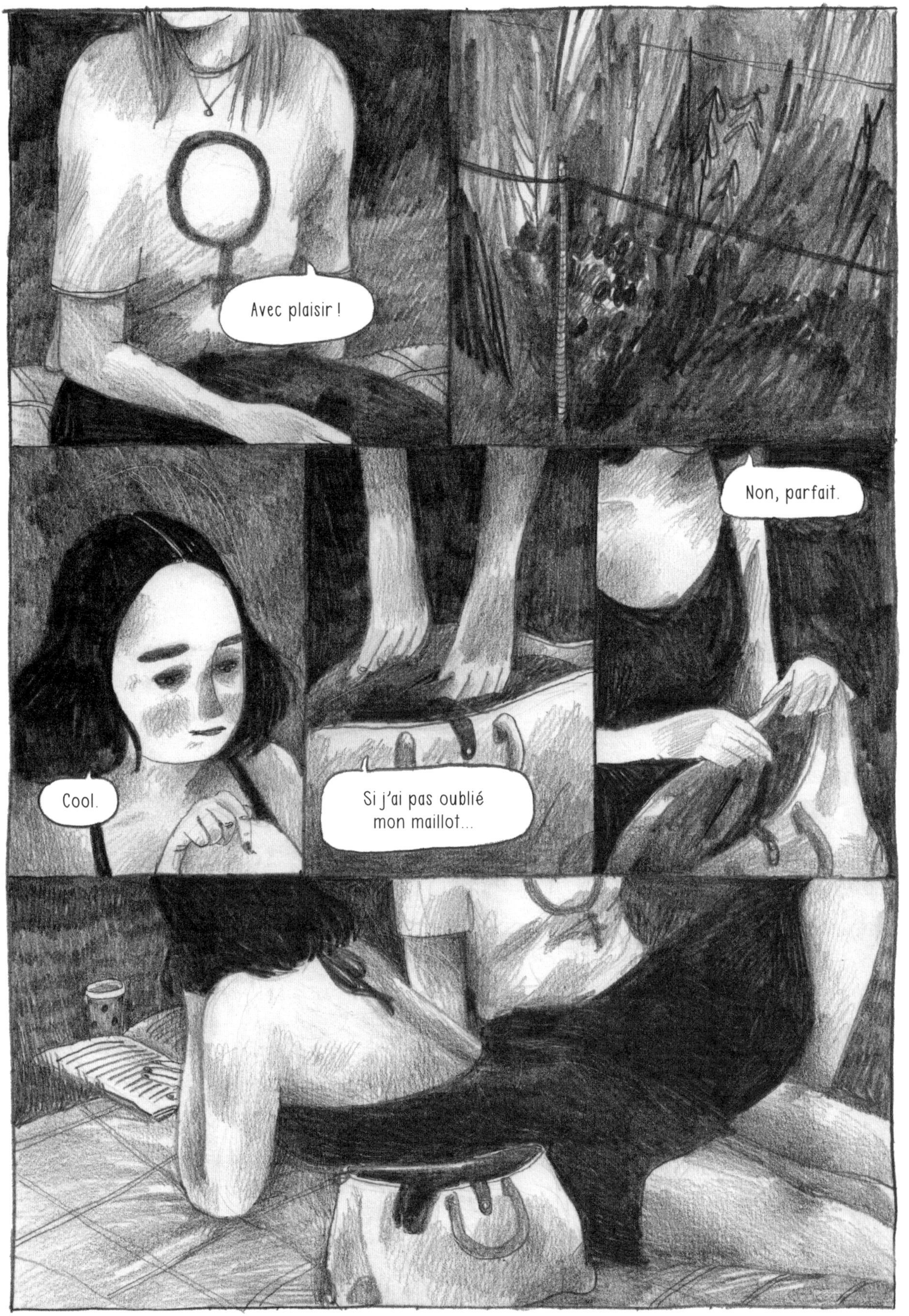
Avec plaisir !
Cool.
Si j'ai pas oublié mon maillot...
Non, parfait.

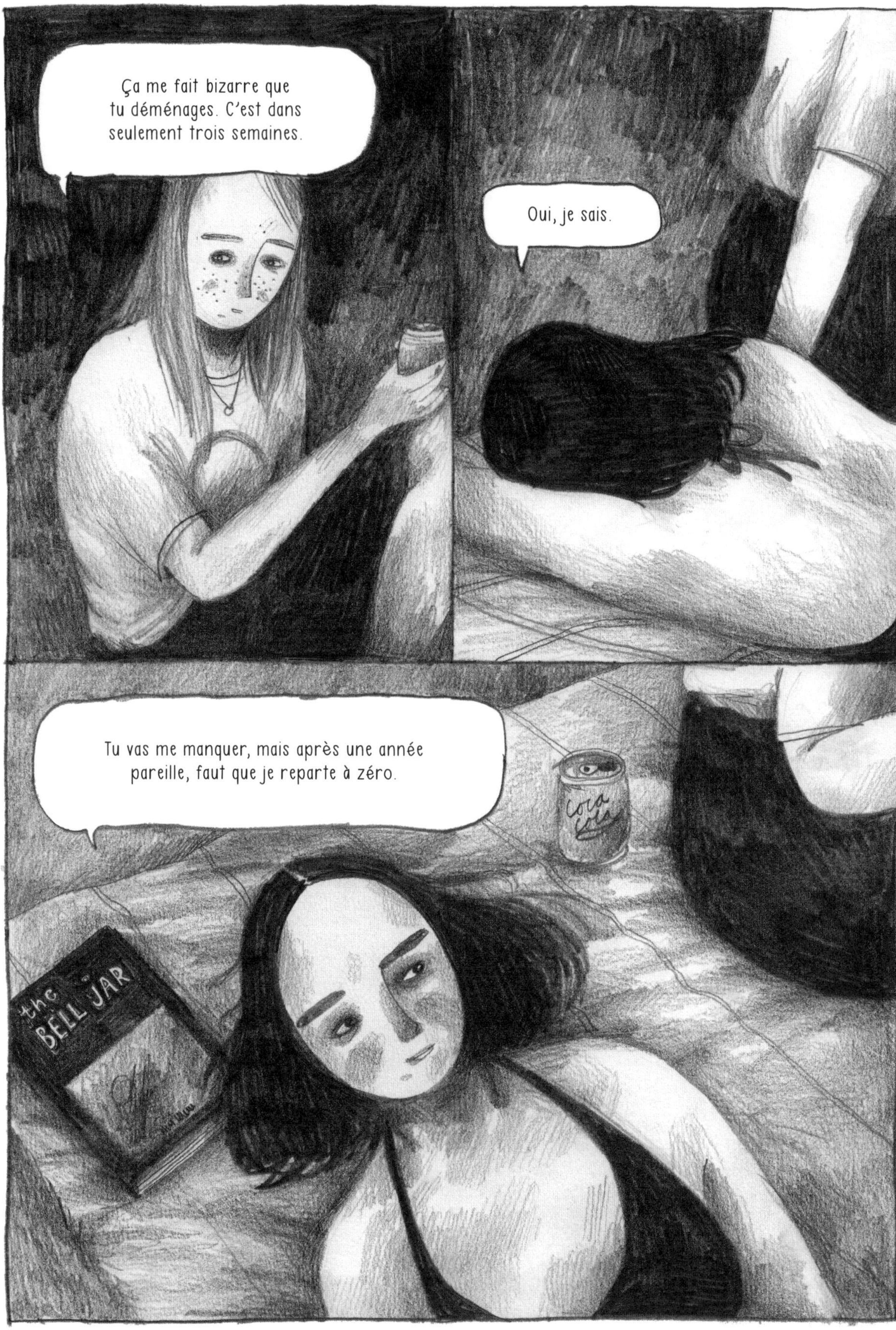
Ça me fait bizarre que tu déménages. C'est dans seulement trois semaines.
Oui, je sais.
Tu vas me manquer, mais après une année pareille, faut que je reparte à zéro.
the BELL JAR

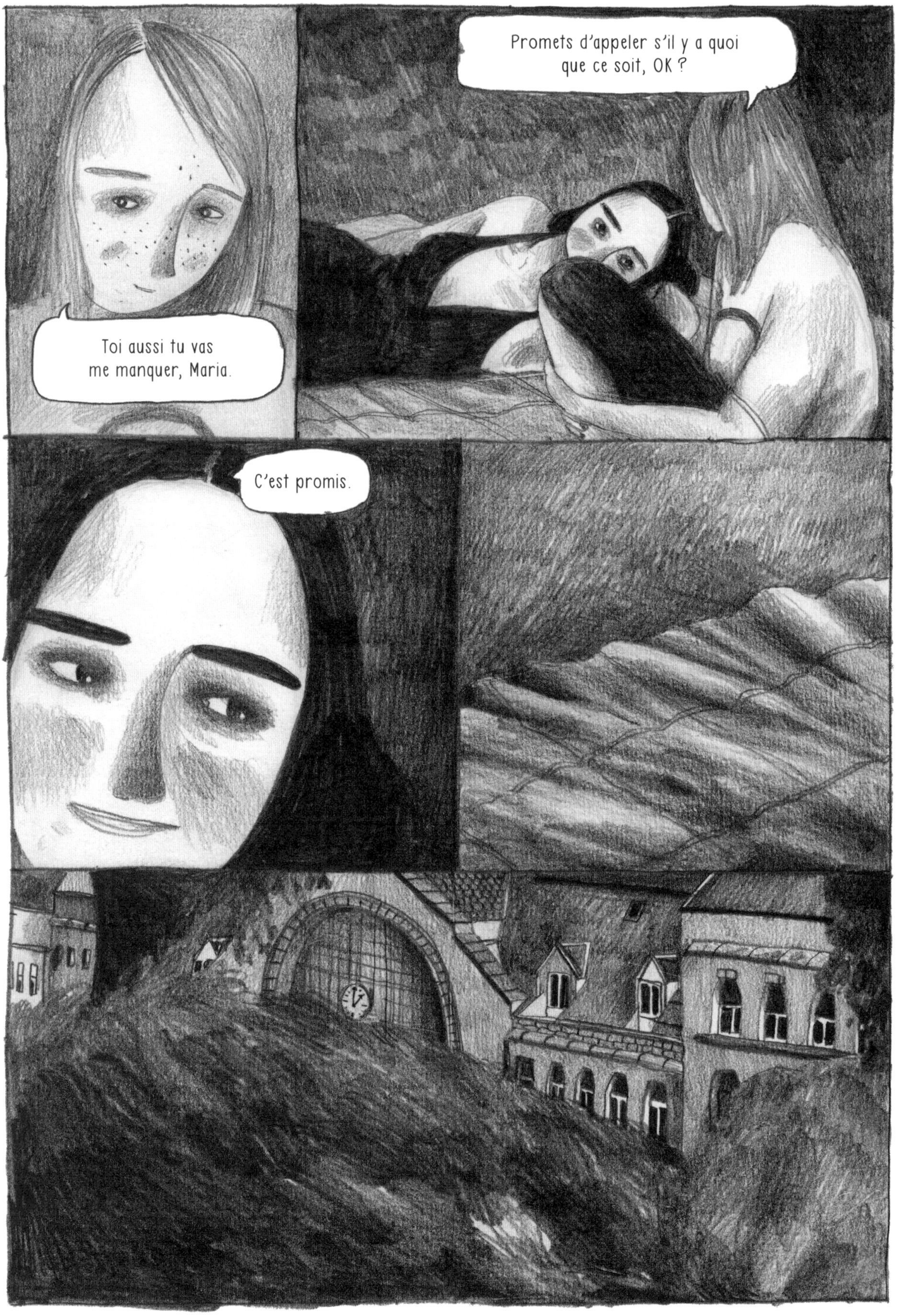
Toi aussi tu vas me manquer, Maria.
Promets d'appeler s'il y a quoi que ce soit, OK ?
C'est promis.

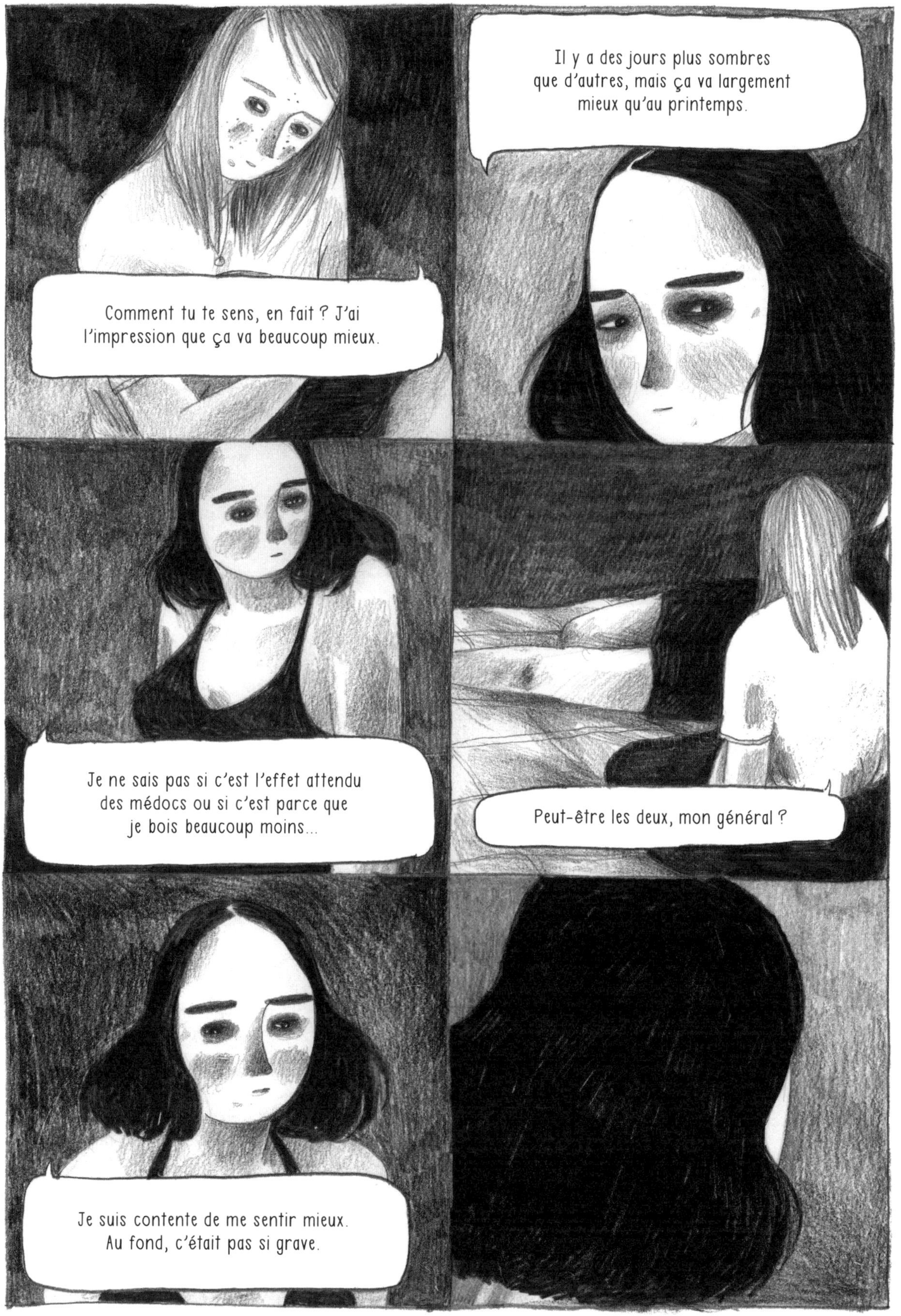
Comment tu te sens, en fait ? J'ai l'impression que ça va beaucoup mieux.
Il y a des jours plus sombres que d'autres, mais ça va largement mieux qu'au printemps.
Je ne sais pas si c'est l'effet attendu des médocs ou si c'est parce que je bois beaucoup moins...
Peut-être les deux, mon général ?
Je suis contente de me sentir mieux. Au fond, c'était pas si grave.

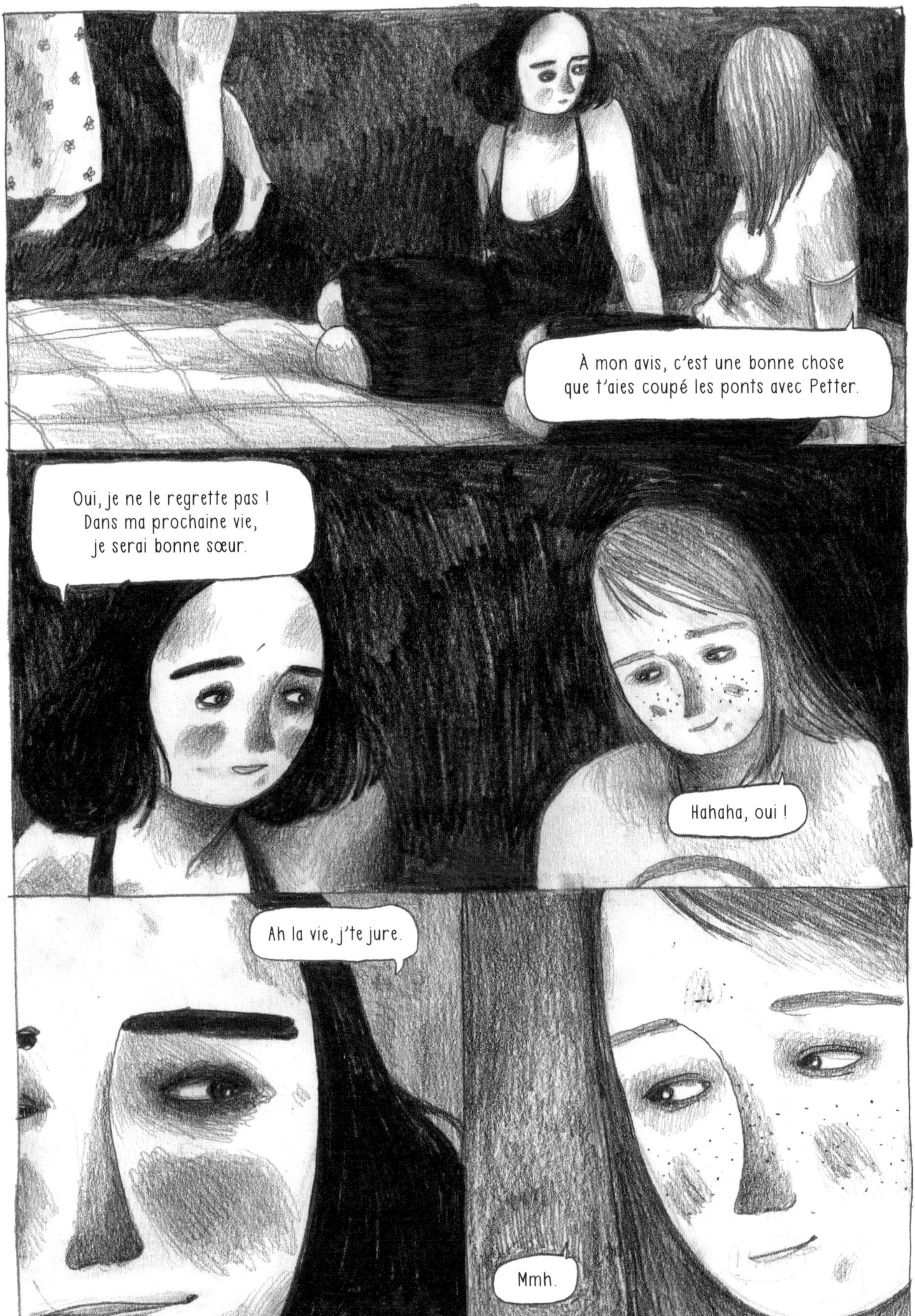
À mon avis, c'est une bonne chose que t'aies coupé les ponts avec Petter.
Oui, je ne le regrette pas ! Dans ma prochaine vie, je serai bonne sœur.
Hahaha, oui !
Ah la vie, j'te jure.
Mmh.

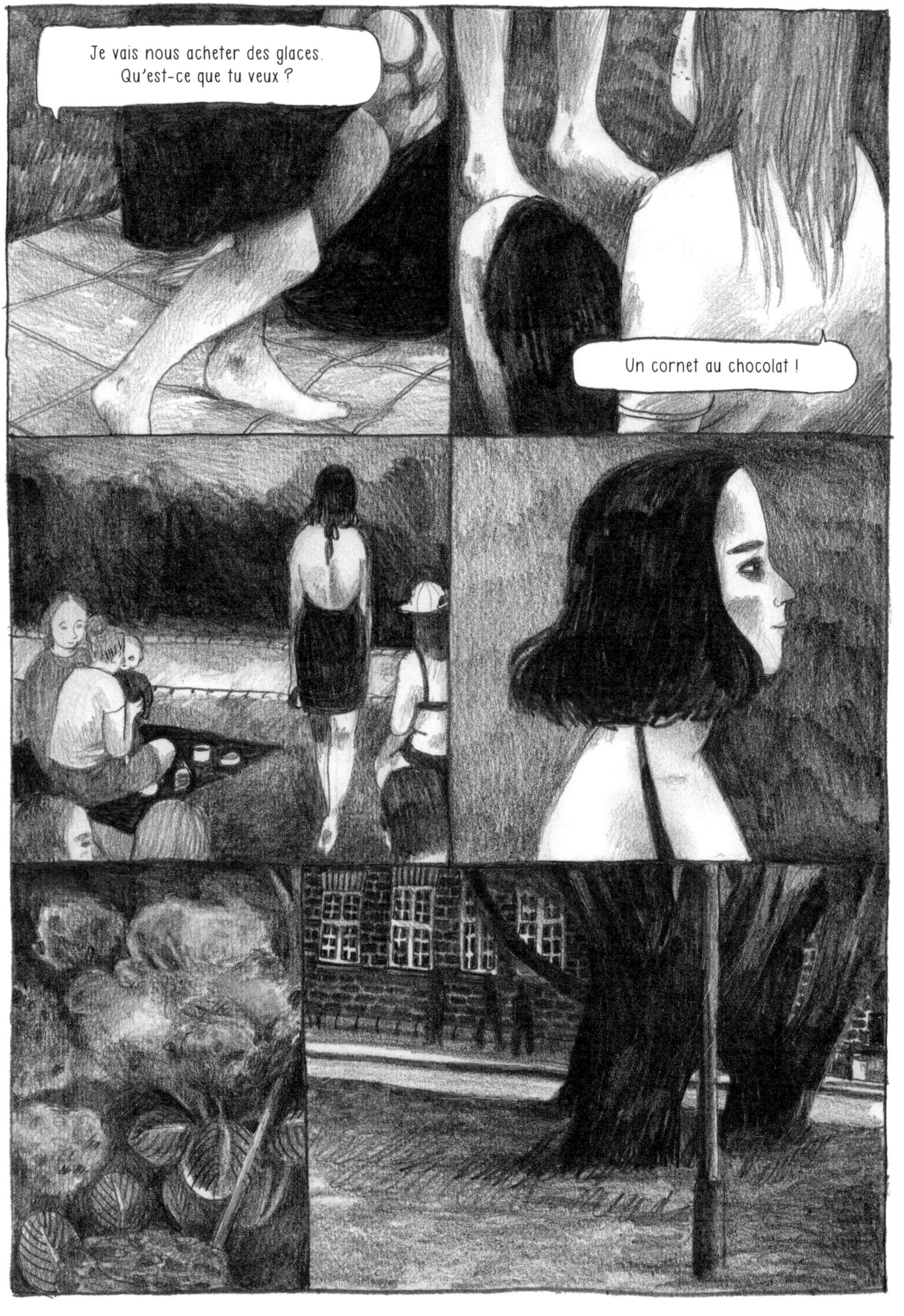
Je vais nous acheter des glaces.
Qu'est-ce que tu veux ?
Un cornet au chocolat !

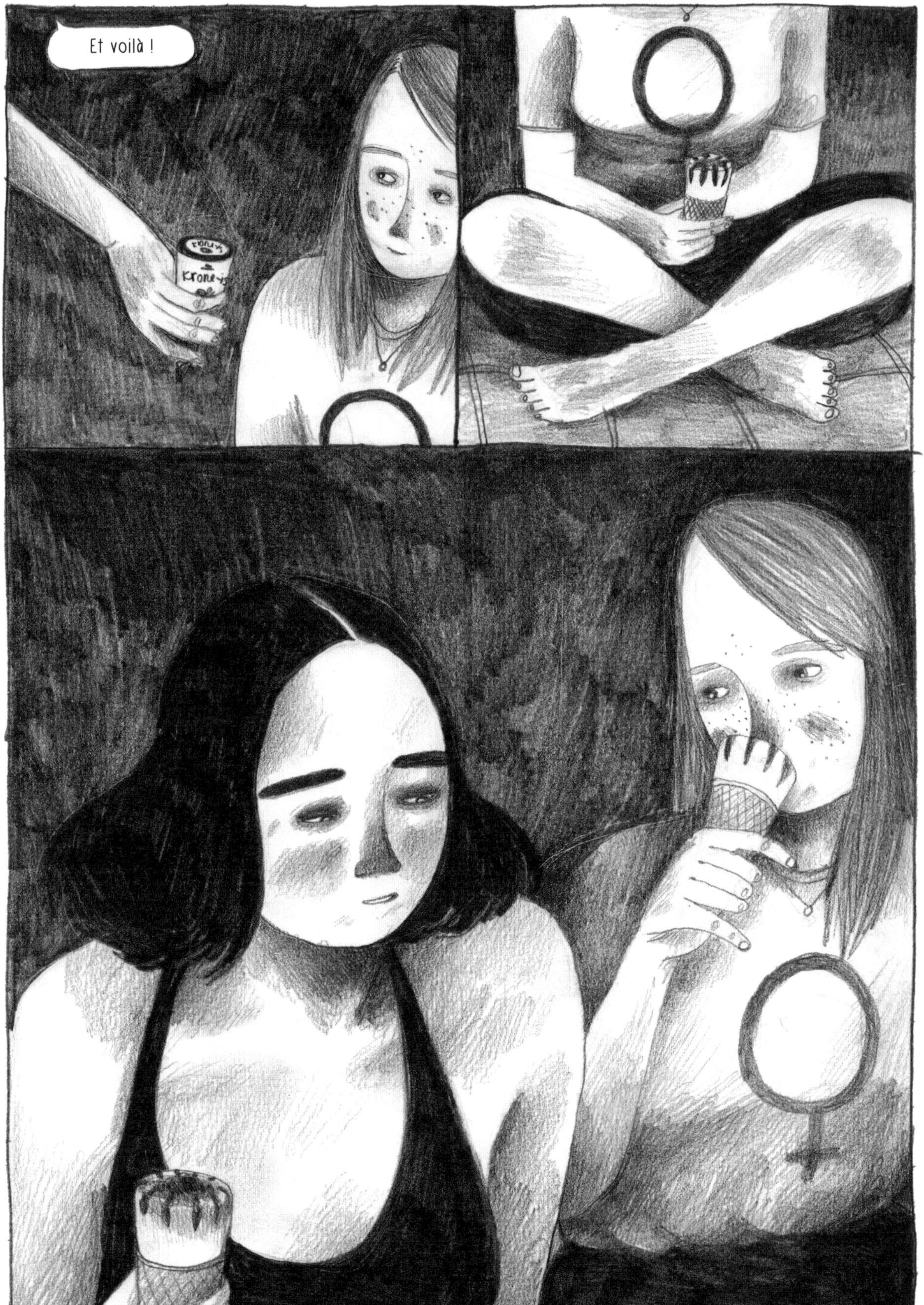
Et voilà !

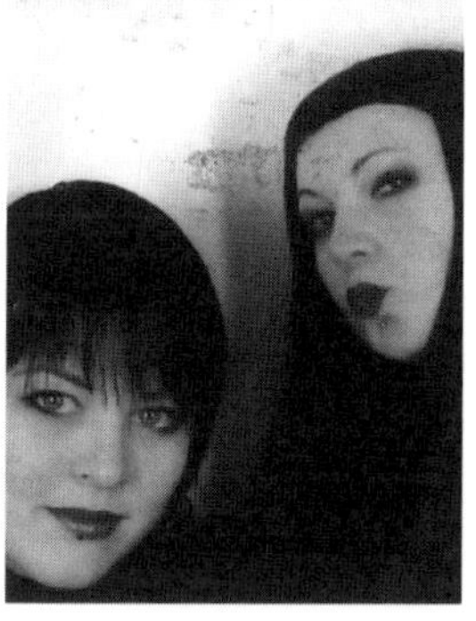

Née en 1981, Anja Dahle Øverbye a suivi des études artistiques à l'Académie de Bergen (Norvège), puis a obtenu un diplôme en communication visuelle à l'UCA (University for the Creative Arts) en Angleterre. *Sous le signe du grand chien* (*Hundedagar*), son premier roman graphique, a été publié en 2015 en Norvège chez Jippi Comics puis est paru en Angleterre en 2017 et enfin en France en 2019, aux éditions çà et là. *Bergen*, publié en 2018 en Norvège, est son deuxième roman graphique. Anja Dahle Øverbye vit à Kongsberg, où elle travaille sur de nouvelles bandes dessinées.

La traduction de cet ouvrage a été assurée par Sophie Jouffreau. Diplômée de Sciences Po Paris et titulaire d'un master en médiation interculturelle et traduction dans l'espace nordique (Sorbonne), elle traduit des documentaires télé, de la littérature et des romans graphiques du suédois et du norvégien vers le français. Parmi ses traductions : *Traces dans la neige* (Jonas Karlsson, Actes Sud, 2018), *Dans le noir* (Daria Bogdanska, Rackham, 2017) et *Sous le signe du grand chien* (Anja Dahle Øverbye, éditions çà et là, 2019).